目は治ります。

目は治ります。

目次

第一章　老眼を治す最新治療

第二章　四〇歳代～五〇歳代の老眼治療

第三章 寝ている間に近視を治す！

第四章 レーシックで快適な裸眼生活に

第五章　強度近視の不自由な生活から三〇分で解放される！

第六章　「かすみ目」を治す！

第七章　涙目、白目のたるみ、おでこのシワを治す！

はじめに

こんにちは。眼科医の荒井宏幸です。

いきなりではありますが、「命の次に大切なのは目」だと私は思っています。

目は、対象を認識することによって私たちが営む生活の基本行動を補助するのはもちろん、美しいものを美しいと感じさせ、また文字を読むことによって新しい知識や感動を人間に与えてくれます。

つまり、私たちの人生を豊かなものとするのに欠かせない機能を、目は担っているといえるのではないでしょうか。

さて、ここ数年の眼科医療の進歩には、目を見張るものがあります。私が研修医だった頃、老眼を治療する時代が来るとは思いもしませんでした。

本当にすごい時代になったものだ、と眼科医として実感しています。

「先生、メガネが本当に要らなくなりました！」

「なんだか若返った気分です！」

そんな会話が、診察室や検査ルームで聞かれる時代になっているのです。

さらに、近視や乱視、超強度の近視も治せるようになりました。

また、緑内障については、画像診断の技術が飛躍的に進化したために、早期に発見して治療することで失明を回避できるようになってきました。

若い頃は近視で苦労して、歳をとったら近くのモノまで見えなくなる。

風呂場でシャンプーとコンディショナーを間違えたり、仕事で差し出された名刺の文字がかすんでしまう等々、老眼になると本当に不便です。

かく言う私も、他人事ではなくなってきました。

以前は患者さんに、

「この老眼、本当に困るんです。先生、なんとかなりませんか？」

と相談されて、

「まあ、みんなそうなりますから、仕方ないですよ」

と答えていましたが、その患者さんの気持ちがよくわかる年齢に私もなりました。

ほんの少し前まで、老眼は歳をとれば誰でも経験する通過儀礼のようなものであり、老眼鏡で対処するしかないと、医師も患者も考えていました。

けれども、その老眼が今では治せるようになっています。

すごい時代になったものだと実感しながら、「眼科医になってよかったな」と思う今日この頃です。

現在、老眼の治療方法としてはいくつか選択肢がありますが、最も注目されているのが白内障手術と同時に老眼を治してしまう方法です。

「治す」という言葉が正しいかどうか、という点については議論がありますが、私としては、老眼鏡が不要になり患者さんが「治った」と感じるとしたら、やはり治したといっていいのではないかと思います。

手術は日帰りで、実際の治療時間は十五分くらいです。その日だけは眼帯をしてもらいますが、麻酔も目薬なので痛みもほとんどありません。
患者さんにはゆっくりとベッドに横になってもらうだけで、白内障はもとより、近視、乱視、そして老眼まで全部解消されてしまうのですから、本当にすばらしい治療です。

子どもの頃から目が悪かったというAさんの場合。
遠近両用眼内レンズを使った白内障の手術を施して一カ月後の検診でお会いすると、なんだかいつもと違います。おしゃれな感じで、心なしか若返られたような印象です。

「近眼でメガネをしないと何も見えなかったので、学校でもとても困りました。体育での球技はこわかったし、プールでも困りました。今度は老眼が出てきて読書もつらくなり、さらには白内障といわれて、もう人生どれだけ目で苦労させられるのかと神様を恨みたい気持ちになりました。それが今、人生で初めてメガネのない生活になったんです。この気持ち、わかりますか先生！　本当にありがとうございます。神様は恨みましたが、先生には本当に感謝します！」

と、何とも恐れ入るお言葉をいただきました。

でも、こんなふうに喜んでいただくと、私も心から嬉しい。出張で寝不足気味でも、疲れが吹き飛ぶような思いです。

後ほど詳しく解説しますが、白内障手術の際に、目の中に入れる「眼内レンズ」というものがあります。

光学技術の進歩によって、この眼内レンズの機能は飛躍的に向上し、目のピントを多焦点（正確には二焦点または三焦点）に合わせることができるようになりました。

つまり、「遠近両用」の眼内レンズを使って、目そのものを遠近両用にしてしまうわけですが、私が主に使用しているレンズは、完全なオーダーメイドのレンズです。患者さんの目のデータをドイツのメーカーに送って、オーダーで取り寄せています。患者さん一人一人の目の状態に合ったレンズを使用するので、見え方の質はとても高くなります。

ところが、こんなにすばらしい技術があるのに、それを知っている人は意外と少ないようです。これはとても残念なことです。

先日、ある出版社の人と打ち合わせがあり、都内のお寿司屋さんに入りました。

話がこの遠近両用の白内障手術の話になったのですが、そのお店の大将がお寿司をにぎりながら私たちの話を聞いていてこう言いました。

「私、三カ月前に手術したんですよ。すごく明るくなったけど、その遠近両用っていうのは知らなかったなあ。知ってれば、それにしたかったよねえ。だってお客さんの顔は見えるようになったけど、寿司を握る手元がよく見えねえから、今このメガネしてるんですよ。その新しいレンズってのを入れたら、このメガネしなくてよかったんでしょ？」

大将は、老眼鏡を目より少し下の鼻の上にのせて、メガネより上で私たちの顔を見て、鼻メガネを通して手元を見ながら、お寿司をにぎって私たちの前に差し出しました。なかなか男前のキリリとした大将、白い割烹着もパリッと似合っていて、鼻メガネがなければスッキリしただろうなあと思いながら、なぜみんな知らないのかな？　と改めて考えた次第です。

最近、テレビに出演させていただく機会もあり、このお話はいろいろなところでしているので、テレビを見た方からの問い合わせも増えていますが、診察室で患者さんと話すと、います。

「初めて聞きました」という人がやはり多いのです。

私としては、ぜひ多くの人々に、最新の目の治療について知っていただきたいと思っています。

もちろん、治療方法を選ぶのは患者さん自身です。目の状態によっては、多焦点ではなく単焦点のレンズの方がよい場合もあります。

いずれにせよ、選択肢は多い方がいい。そして、その選択次第で新しい生活を手に入れることができるはずです。

それと同時に、目についての知識もぜひ深めていただきたいと思います。誰にとっても突然視力を失うことは、非常に大きな悲しみとなります。

失明してから治療するのは難しいですが、予防により失明を回避することは十分可能な時代になっています。

「もう少し早く眼科に来てくれたら、失明せずに済んだのに……」という患者さんを、何人も診てきました。

私は、もっともっと目の健康について伝える努力をしなければと強く思い、本書を執筆しました。

もとより、最新の眼科医療の恩恵は、老眼治療だけではありません。「より快適な視力」を実現する、そして「失明を予防する」ための技術は、現在大きく進歩しています。

本書が、みなさんの目の健康と快適な視力、そして治療の選択に役立てていただける一冊となるなら望外の喜びです。

荒井　宏幸

第一章　老眼を治す最新治療

最新の手術で老眼鏡よさようなら

「歳ですから仕方ないですね」

「老眼の治療法はありません」

と眼科医に言われ、我慢するしかないと思っていた老眼も、今や治せる時代になっています。


「新聞や携帯の文字もさっと読めるようになって、老眼鏡が必要なくなりました」

「いままでメガネをいくつも持ち歩いていましたが、全部必要なくなりました！」

こんな声、少し前なら信じられなかったでしょう。

でも、今では実際にたくさんの人が見えにくかった目を治療して、手放せなかったメガネやコンタクトレンズを手放し、老眼鏡も使わずに裸眼で快適に暮らしています。

つまり、老眼を「諦めて我慢する」時代から「治せる」時代になったということです。

一般の方々にはあまり知られていないかもしれませんが、眼科の治療技術は現在、革新的といえるほど進歩しています。

私が医学生だった二〇数年前には想像もできなかった技術が次々に登場し、今や世界各国の人々がその恩恵を受けています。

一〇年前、二〇年前のテレビを思い出してみてください。

当時も家電メーカーはテレビの画質の鮮明さ、美しさを各社で競っていましたが、フルハイビジョンを超えた昨今の４Ｋテレビなどと比べると、モノの比ではありません。

また、これまで人間が見ることができなかった、はるかな宇宙も観測できるようになりました。天体望遠鏡の進歩で、地球上から土星の輪まではっきり見えます。それどころか、輪の中に浮遊している隕石まで見ることができます。

こうした現代のテレビや天体望遠鏡と同じ技術が、実は最先端の目の治療にも活かされています。その結果、これまで「治らない」とされてきた近視や乱視、老眼が、「治る」

時代になってきたのです。

眼科医としての私のテーマは、失明から救う、よりよく見えるようにする、ということももちろん重要な課題のひとつですが、もはやそれだけではありません。

また、視力を上げることと、キレイに見えることは、実は違います。いかにキレイに、クリアに見えるようにするか。

これが今の私の最大のテーマです。

あなたの目を「遠近両用」にする新技術

さて、本題に触れる前に、知っておいていただきたい目の障害について述べておきます。

みなさん、白内障という目の障害をご存知でしょうか。

私たちの目の中には、「水晶体」と呼ばれる小さな透明のレンズがもともと備わっています（**図1**）。

詳しい解説は後述しますが、私たちの目では、この水晶体が厚くなったり薄くなったり

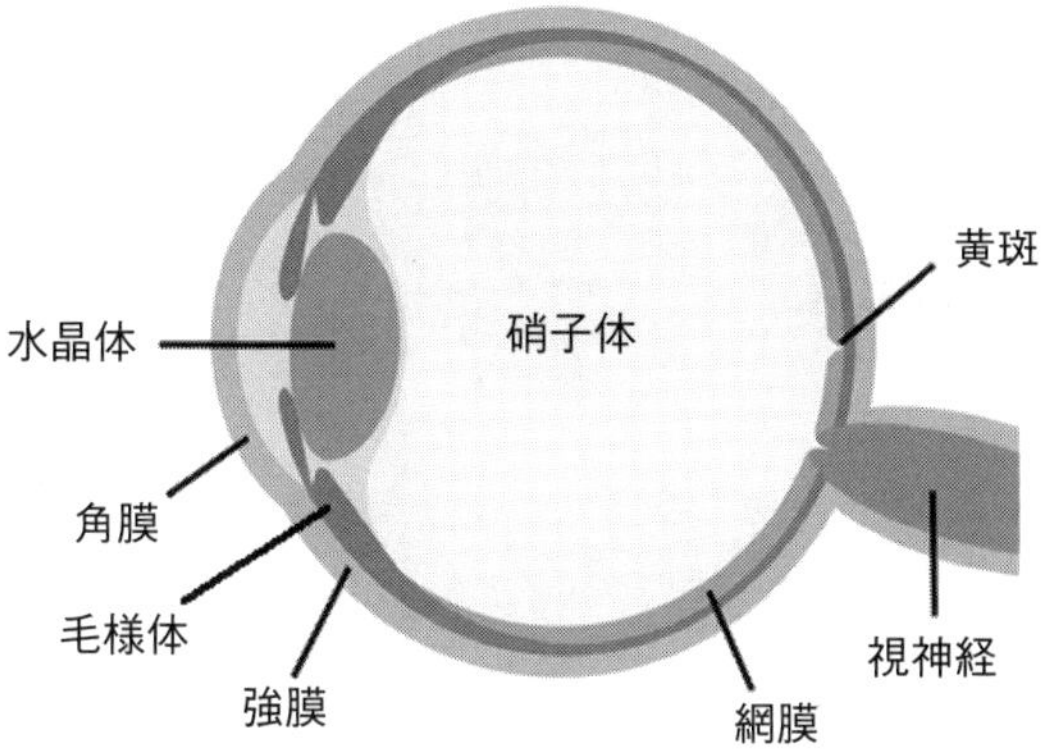

図1　目の構造

して、ピント調節をしています。この機能によって、遠くのものにピントを合わせたり、近くのものにピントを合わせることができます。

ところが、四〇歳代半ばくらいから、あるいは早い人だと三〇歳代後半くらいから、このピント調節の力が低下してきます。その結果、次第に近くのものにピントが合わなくなる。これが「老眼」です。

老眼になるのは、水晶体が加齢とともに硬くなってきて、その厚みを変えることができなくなってくるためです。

生まれたばかりの赤ちゃんの水晶体はプルンプルンの状態ですが、成長するにしたがって、水晶体は次第に適度な硬さとなります。そして、少しずつ硬化し、さらには透明度も低下してきて、濁った部分ができてきます。透明なゲル状だったものが、次第にやわらかな煎餅《せんべい》のようになり、最後には固焼き煎餅のような状態になってしまいます。これが「白内障」です（**図2**）。

つまり、目の中のレンズの老化が「老眼」であり、さらに老化した状態が「白内障」ということができます（一部に老化が原因ではない白内障もあります）。

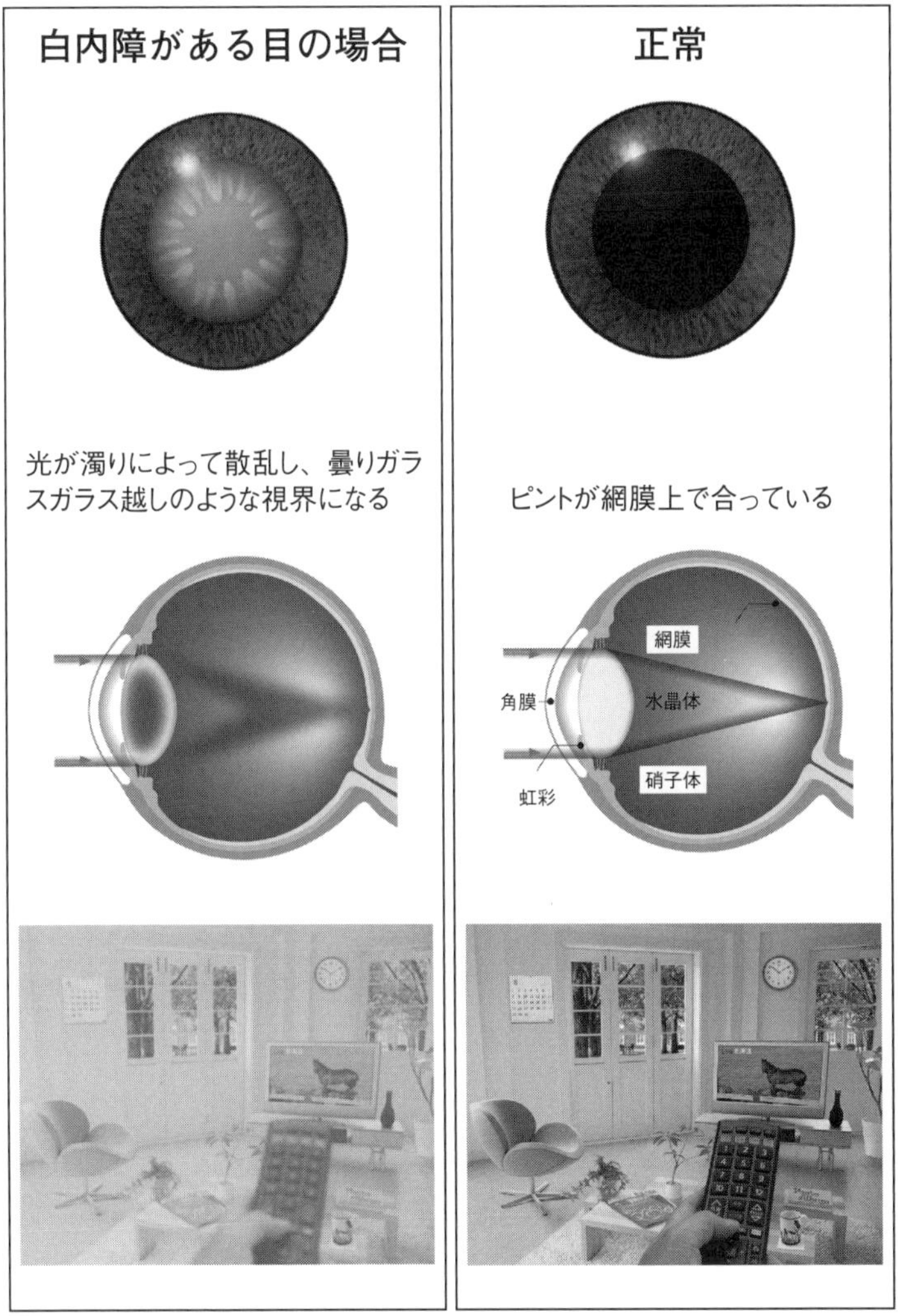
白内障がある目の場合
正常
光が濁りによって散乱し、曇りガラスガラス越しのような視界になる
ピントが網膜上で合っている
網膜
角膜
水晶体
硝子体
虹彩

図2　白内障の見え方

そして、この白内障の治療と併せて老眼も治してしまう治療が、「遠近両用眼内レンズ（多焦点眼内レンズ）」を用いた最新の手術です。

この最新の手術で目の中に遠くにも近くにもピントが合うレンズを挿入することにより、目自体が遠近両用になり、老眼鏡がほとんど必要なくなるのです。


なお、単焦点のレンズでも、手術後は色もクリアに見えるようになるので、

「視界がこんなに色鮮やかだったとは、びっくりです」

「うちのお風呂場がこんなに汚れていたとは知らなかった」

などとおっしゃる人はたくさんいます。


けれども、多焦点の遠近両用眼内レンズを入れた人は、さらに感動が増します。

「遠くの看板もよく見えるけど、新聞やケータイの文字もメガネなしで見えるようになりましたよ！」

「買い物に行っても、値札を見るのに老眼鏡をいちいちかけなくて済むので、とても楽です」

「何をするにもいちいちメガネを探していたけれど、それがなくなって本当にすっきりしました」

先日、多焦点眼内レンズの手術をさせていただいた八〇歳のご婦人の場合、一カ月後の検査では、遠くの見え方は私と同じくらい、近くは私よりもよく見えるようになっていて、

「すごいですね！」

と私も驚きました。

七〇歳、八〇歳を過ぎて裸眼（メガネやコンタクトレンズを付けない状態の目）で遠くも近くもよく見えるようになる。

人類史上、かつてなかったことです。

つまり、目をよくする技術がここまで進歩した時代に私たちは生きているのです。

白内障と同時に近視・乱視・老眼などすべてを治す

白内障の治療では、濁った水晶体を取り出して、人工のレンズに換える手術を行います。

この白内障手術は三〇～四〇年ほど前から行われていますが、時代とともに手術の方法

はどんどん進化し、さらに近年では革命的な出来事が起こりました。
すなわち、「遠近両用眼内レンズ（多焦点眼内レンズ）」の登場です。

これまでの白内障手術では、濁った水晶体を取り出した後、「単焦点」の眼内レンズを入れていました。

手術の前に、患者さんに「遠くか、近くか、中間か、どこにピントを合わせるのがいいですか？」と希望を聞いて、「今まで近視だったから、遠くが見えるようにしてください」とか、「まあ、真ん中あたりに合わせましょうか」とか、そんなふうにピントを合わせる場所を決めていました。

すると、ピントを合わせた場所以外を見るためには、メガネが必要になります。中間にレンズのピントを合わせたら、遠くを見る時には近視用のメガネ、近くを見る時には老眼鏡をかける、という具合です、

低下した視力が戻り、鮮やかな視界が戻るのですから、それでも十分といえたのかもしれません。

ところが近年、遠くと近くの二つのポイントにピントを合わせられる「多焦点（遠近）」

の眼内レンズが開発されたのです。

最先端の光学技術が生み出したこの多焦点の眼内レンズ（遠近両用眼内レンズ）は、老眼の救世主となりました。

眼内レンズは白内障を治すだけでなく、近視や、レンズによっては乱視も矯正できます。つまり、近視や乱視など、もともとの不具合とともに白内障を治し、さらに老眼まで、まとめて一度に治すことができるようになったのです。

「小学生の時以来、はじめて裸眼の生活ができるようになりました！」

「ずっと目で苦労してきたので、信じられません！」

そんなふうに感動しておっしゃる方がたくさんいます。

現在の白内障手術は、単に白内障を治すだけでなく、生活の質（クオリティ・オブ・ライフ）を上げる治療へと進化しているのです。

なお、この多焦点レンズを用いた治療は、レンズの光学部分の構造が単焦点のレンズと少し異なるだけで、レンズの形状はほとんど同じであり、素材も同じです。

ですから、手術自体は今までの単焦点レンズの白内障手術と変わりません。

さらに進歩！　遠近両用から遠中近の三焦点レンズの登場

遠近両用眼内レンズが導入されてまだ数年ですが、なんとさらに技術が進歩して、これまでの遠近の二焦点から、遠中近の三焦点のレンズが使えるようになりました。

今までの二焦点だと、遠くと近くはよく見えるけれど、中間の距離が少し見づらい、という欠点がありました。

たとえば、本の文字はクリアだけれど、パソコンの文字が少しぼやけるとか、少しクリアさに欠ける部分があるといった状態です。それがまったく気にならないという人もいますが、やはり気になるという人がいるわけです。

それを解決したのが、遠中近の三焦点レンズです。

多焦点眼内レンズの主流は、これからはこの三焦点レンズになるかもしれません。

麻酔は目薬、最新の手術はメスも使わない！

白内障の手術は、一九九〇年代以降、急速に進化しました。

現在、主に行われている白内障手術は、麻酔は目薬だけ。メスを入れるのはわずか二～三ミリです。

さらに私のクリニックでは、レーザーを用いてメスを使用しない白内障手術の最新システムを導入しました。これにより、より精密な手術が安全にできるようになりました。

具体的には、濁った水晶体を超音波で砕いて吸い取ります。そして、そこに人工の眼内レンズを入れて手術は終了。基本的に縫合はしません（一部の症例で縫合する場合があります）。

治療に要する時間は、片目で一〇～十五分ほどです（**図3**）。

メスを使わずにレーザーで手術する場合も、水晶体を吸い出し、眼内レンズを入れて正しい位置に収めるのは医師の手です。

最新の技術を取り入れた手術でも、やはり医師の手でしかできない処置があります。

とくに、眼内レンズを収める袋は非常に破れやすいので、細心の注意を払い、ていねいに行います。

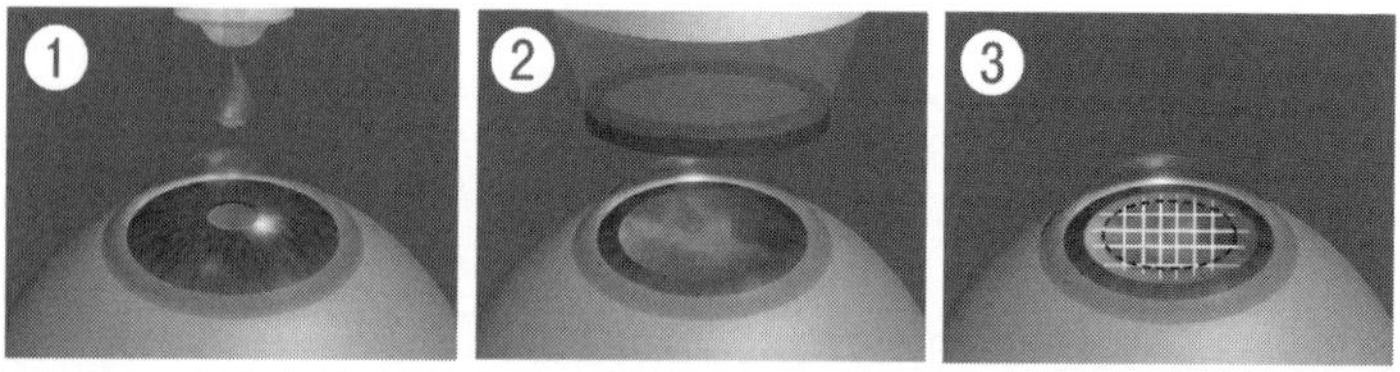

手術前に、抗生物質と瞳孔を大きく開く目薬を点眼します。点眼終了後、レーザー用のベッドに横たわります。

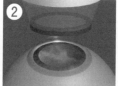

局所麻酔後、眼球表面にサクションリング（目を固定する器具）を取り付けます。

フェムトセカンドレーザーで、水晶体を覆っている嚢《のう》という膜の前面（前嚢）の切開、水晶体の分割、角膜の切開を行います。

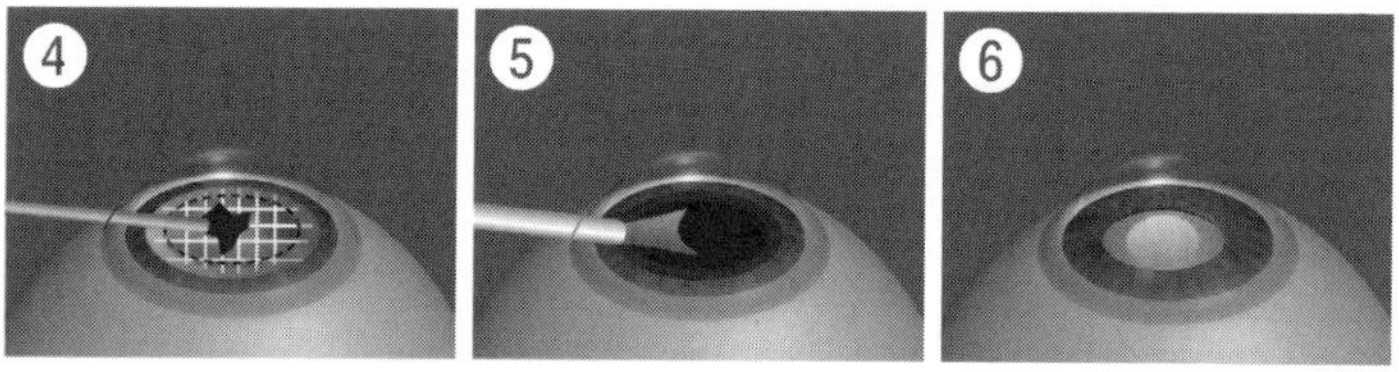

手術用のベッドに移動します。レーザーで分割した水晶体をすべて吸引します。

眼内レンズを眼内へ挿入し、嚢（後嚢）の中へ留置します。

最後に大きな眼帯を付けて終了です。回復室で10分ほど休憩後、帰宅可能になります。

図3　最新のレーザーを用いたメスを使わない白内障手術

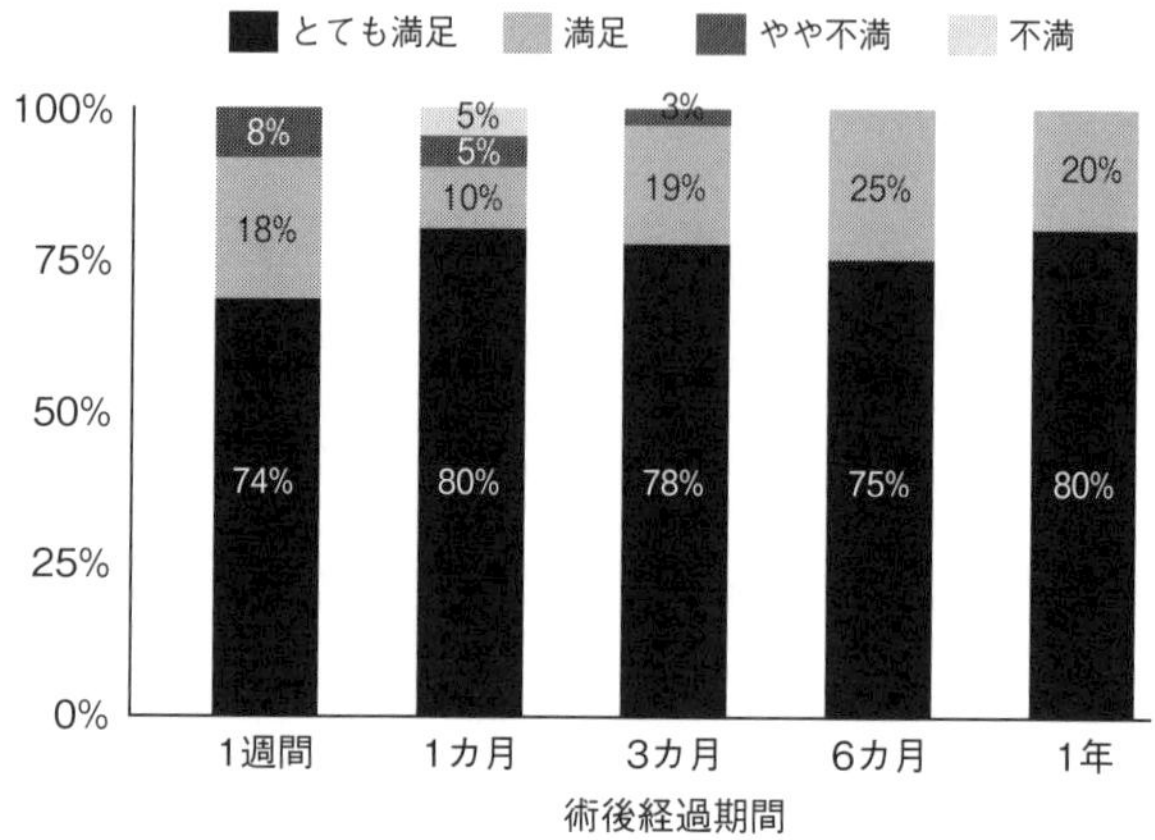

図4　多焦点眼内レンズの術後満足度

現在、いろいろな手術にロボットが使われるようになってきましたが、どんなに技術が進歩しても、そこに経験や感性、技量があってこそ生かされる技術です。

新しいレーザーの技術は、より質の高い視力を出すことを可能にしました。白内障手術がまた一段、高いステージに上ったといえるでしょう。

ところで、以前は「白内障の手術は見えなくなるまで待ってから」という考え方の人が多かったのですが、見えなくなるまで進んでしまった白内障は手術が難しくなり、手術時間も長くなってしまいます。

したがって、早い時期に手術を受けた方が手術自体も楽だし、その後の快適な生活を長く過ごせます。

というわけで、白内障の初期症状があり、さらに老眼で困っているという人には、私は遠近両用眼内レンズで白内障と老眼を同時に治す手術を勧めています。

遠近両用眼内レンズの特徴

『みなとみらいアイクリニック』の患者さんのアンケートでは、術後一週間で七四パーセントの人が「とても満足」、一年後には八〇パーセントの人が「とても満足」と回答されていました（図4）。

手術後一カ月が経過する頃までは、

「見え方はどうですか？」

とたずねると、

「見えますが、なんだか今までの見え方とは違う」

と答えられる人もいます。

自分の水晶体を人工のレンズに換えたわけですから、いわば他人の目玉で見ることになったようなもので、脳も急には適応できないのです。

ところが、三カ月くらい経つと、脳が新しい見え方に慣れてきます。

モノを見ているのは脳で、目は信号を送っているだけです。そのため脳が「これが新しい目の見え方」と認識し始めると、自然にハッキリ見えるようになります。

手術後三カ月くらい経った頃に、もう一度

「いかがですか？」

と聞くと、たいてい
「もう慣れて見え方に違和感はなくなりました」
という声が返ってきます。

また多焦点眼内レンズを入れた方の中には、

「片目で見ると、モノがにじんで見える」

という方もいますが、

「両目で見ると、どうですか?」

と聞くと、たいていは
「両目だと、それほど気になりません」

とおっしゃいます。


多焦点眼内レンズは、光を分散して遠近の画像が見えるようにしている設計のため、対象がにじんで見えたりすることがあります。両目で見ることが前提なので、日常生活に支障をきたすほどではありません。

しかし、人によっては、これがとても気になるようです。

また、夜、暗いところで光を見ると、少しギラついてまぶしく見えたり、光がにじんで見えることがあります。そのため、夜間、頻繁に運転をする方には、事前によく説明しています。

タクシーの運転手さんなどには、あえて単焦点のレンズを選択することもあります。

ただひとつ、残念なことは、多焦点眼内レンズの手術は「保険適用にならない」ということです。全額自費、またはレンズによっては先進医療の適用で一部自費となります。

しかし最近になって、多焦点眼内レンズの手術にも保険を適用しようという動きが出てきました。近い将来、保険で受けられるようになるかもしれません。

単焦点眼内レンズのメリットとデメリット

●メリット

① 健康保険の適応なので、手術費用が安い。
② 遠くか近くか1カ所にしか焦点を合わせることができないが、合わせた距離は、はっきり見える。
③ 夜間の光のまぶしさやにじみが少ない。

●デメリット

①　遠くに焦点を合わせた場合は老眼鏡が必要になり、近くに焦点を合わせた場合は遠く用のメガネが必要になる。

遠近両用（多焦点）眼内レンズのメリットとデメリット

●メリット

①　日常生活の中では、遠くも近くもメガネなしで見える。

●デメリット

①　夜間や暗い場所で、街灯や車のライトがまぶしかったり、にじんで見えたりすることがある。

②　近くは三〇～四〇センチの距離でものが見やすいように設計されており、それ以上近づけたり離して見ると見えにくくなる。

③　辞書など非常に小さい文字を見る際には、老眼鏡が必要になることがある。

④　視力が安定して自然な見え方になるまで一～三カ月かかる。

⑤　健康保険が適用されないので、手術費用が自費になる。

老眼・白内障にならない人はいない

高齢の人で、「自分はまだ白内障ではない。よく見えている」という人がいますが、たいていは白内障の初期段階に入っています。

あるいは、かなり透明度が低下していても、徐々に進んできたため、自分では気づかないケースもよくあります。

片方の目の手術をした後、左右の見え方の違いに驚かれることがよくあります。

「先生、手術した方の目と、してない方の目では、ぜんぜん違います。見えていると思っていましたが、見えていなかったのですね。もう片方の目も早く手術してください！」

「手術はまだいい。見えているから」といっていた人も、こんな具合です。

日本における調査では、初期の混濁は早い場合は五〇歳代から発症し、中等度以上のある程度進行した白内障は七〇歳代でおよそ五割、八〇歳以上では七〇～八〇％にみられると報告されています。

高齢化にともない白内障の手術も年々増えてきて、日本では現在、一年間に約一四〇万件の手術が行われています。

なぜ老眼になるのか

人間の目は、正常である場合、リラックスした普通の状態で、本来遠くにピントが合うようになっています。

近視の場合は、リラックスした普通の状態で、遠くにピントが合わず、近くにピントが合ってしまいます。これは主に目玉の奥行き（眼軸といいます）が伸びてしまっていて、ピントが合わなくなっているのです。これを「屈折異常」といいます。要するに目の形の異常です。

前述したように、人間の目の中でカメラのレンズの役割をしているのが「水晶体」です。何も考えずリラックスした状態では、目の中のピント調節を担う筋肉（毛様体筋）もリラックスしています。そして、水晶体は周囲にスーッと引き伸ばされて薄くなり、目は最も遠くにピントが合った状態になります。

逆に近くのものを見ようとすると、目の筋肉がギュッと収縮して、水晶体が厚く膨らみ、近くにピントを合わせようとします。

つまり、人間の目は、遠くから近くに力を入れてピントを引き寄せるスタイルのオートフォーカスのシステムなのです。

遠くの景色を眺めていて「目が疲れた」ということはありませんが、長時間本を読んだり、デスクワークをした後は、「目が疲れた」と感じます。

これは、長時間、目の中の筋肉（毛様体筋）に負担をかけていたからです。

たとえてみれば、ずっとしゃがんで中腰で作業をしていたようなものです。

若い人だと、さっと立ち上がって、スタスタと歩けますが、中年以降だと、立ち上がるのに「ヨッコラショ、あー足が痛い、腰が痛い」ということになります、目も同様です。

目の中の筋肉自体は、動けなくなることはありません。ところが、先に説明した通り、レンズの役割をしている「水晶体」が硬くなってしまいます。

すると、筋肉が一生懸命に頑張っても、水晶体の厚みを変えることができなくなります。これが老眼です。

つまり、老眼とは、「ピント調節力の低下」ということです。

歳とともに水晶体は硬くなり濁ってくる

年齢とともに水晶体は硬くなってきます。赤ちゃんや子どもの水晶体は、ゼリーのようにプルプルでやわらかく、弾力があるので瞬時に厚みが変わり、目の前の至近距離までよく見えます。

それが年をとるにつれて水晶体がだんだん硬くなり、七〇歳を過ぎる頃には固焼き煎餅のようになるということは既に述べた通りです。硬くなった水晶体は、厚く膨らませることができません。

さらに水晶体は硬くなるだけでなく、黄ばんで白っぽくなってきます。水晶体が濁ってしまい、光がうまく通過できなくなるのが「白内障」という病気です。

なぜ水晶体は変色してしまうのでしょう？

現在、様々な研究がされていますが、最も有力な説が「紫外線」です。

水晶体は光を集めて、目の奥のフィルムの役目をしている網膜に外界の映像を届けています。

しかし、不要な紫外線を水晶体はブロックします。網膜を紫外線から守っているのかもしれません。

目の奥にある網膜は脳の一部のような神経線維でできています。ここに異常が起こると危険です。


長い年月、紫外線をブロックし続けた水晶体は、柔軟性が失われ、硬くなって、やがて黄ばみ、さらに変色していきます。

太陽の日差しを浴び続けると、皮膚の細胞が傷ついていくのと同じようなことです。

紫外線の強い地域や、紫外線を浴びる職業の人は、早く白内障になりやすいことも報告されています。


犬や猫の目にも水晶体があるので、歳をとるとやはり白内障になります。

人間の場合は八〇パーセント以上の人が白内障になり、五〇歳代では二人に一人、八〇歳を過ぎるとほとんどの人が白内障になります。

高齢者の場合、そのほとんどは加齢現象による白内障ですが、遺伝的な白内障、ケガによる白内障もあります。また、若い人達の間では、アトピーや免疫系の病気などが原因で起こる白内障が増えています。

その他、糖尿病で血糖値が高くなると、水晶体の中にソルビトールという物質が蓄積して、濁りの原因となることがわかっています。強い近視の人も、白内障に早くなりやすい傾向があります。

本人が気づいていなくても、顕微鏡で見ると、四〇歳代から白内障の症状が出始めている人もいます。

水晶体の変化は、よく卵の白身に例えられます。

タンパク質のかたまりである卵は、ゆでたり焼いたりすると固まって生卵のときは透明だった白身が白く濁ってきて、次第に硬くなります。

熱を加えるだけでなく、泡立て器で泡立てても白身は白くなります。

水晶体のタンパク質も、熱や外的な刺激を受けることによって、卵と同じような変化を起こすのです。

一度変性した水晶体を元の透明な状態に戻すことは、残念ながら今の技術ではできません。

加齢による白内障はゆっくりと進むので気づきにくい

本来は透明な水晶体が濁ってくると、赤や黄色の色素が沈着するため、視界全体が黄色やオレンジ色のフィルターを通して見ているようになったり、白くかすんで紗がかかったような見え方になったりします。

「まぶしい」、「かすんで見える」、「目がチカチカする」など症状は様々ですが、濁りが光を乱反射させるため、屋外でまぶしさを感じるようになります。

白い車などが見えづらくなったり、動いているものも瞬時に認識できなくなったりします。

また昼は黄色系の色が、夜は青色系の色が周囲と同化してしまうため、認識できる色も限られてきます。

濁って黄ばんだ水晶体は、症状が進むと白く濁り、やがて肉眼でもはっきりわかるように黒目が真っ白くなります。

「これでは、かなり見えにくいでしょう？」

と聞くと、

「でも、生活に困るほど見えないわけではありません」

とおっしゃる患者さんが結構います。

部屋の中でずっと電気をつけずにいると、夕方、暗くなっても気がつかないことがあります。少しずつ暗くなっていくので、だんだん目が慣れてしまうのです。

電気をつけてはじめて「あれ、こんなに暗くなっていたんだ」と気づきます。

あるいは、毎日見ている自分の子と違って、久しぶりに親戚や友人の子どもに会うと、以前に会った時よりもずいぶん大きくなっていて驚くことがありますが、それといっしょで、徐々に進んでいく白内障の変化は自分では気がつきにくいのです。

試しに、お孫さんやお子さんと外出する時に「看板読みゲーム」をしてみてはいかがでしょう。

遠くを見るのにメガネが必要でしたら、一番よく見えるメガネをかけてください。

若い人達は近視があっても、たいていメガネやコンタクトで一・〇の視力はキープしているはずです。

「どこの看板まで見える？」

「あそこの看板は？」

といったように競争で看板の文字を読んでいって、若い人たちが読める看板がかなり読めなくなっていたら、白内障が進んでいる可能性があるので、眼科で受診しましょう。

最新技術がいずれスタンダードに

昔の白内障の手術は、眼内レンズというものがまだなかったので、濁った水晶体を取り出すだけでした。

眼内レンズは、私が研修医だった頃に出始めましたが、当時は、
「あんなものを目の中に入れたら、失明しかねない」
と言っていた眼科の医師もいたくらいでした。

実はコンタクトレンズでさえ、最初は
「目にレンズをのせるなんて、とんでもない」
といわれていたのです。

現在、レーシック（**第四章**で詳しく解説します）に対しても、そんなふうに否定的な意見や、間違った情報が飛び交っていて、コンタクトレンズや眼内レンズが登場した頃を思い出させます。

さて、濁った水晶体を取り除けば光は通るようになりますが、それだけでは見えるようにはなりません。

眼内レンズがなかった頃は、白内障の手術を受けたおじいちゃんやおばあちゃんは、手

術後、虫メガネのような分厚いレンズのメガネをかけて生活していました。

失明はまぬがれたけれど、日常生活は少々不便でした。


やがて眼内レンズが開発されて、三〇～四〇年前に眼内レンズによる治療がスタートしますが、眼科治療においてそれは革新的な出来事でした。

濁った水晶体を取り出した後、人工のレンズを目の中に入れることができるようになったのです。

これで、手術後の分厚い虫メガネのようなメガネは不要になりました。


ただ、初期の眼内レンズはとても硬いものでした。

硬いレンズは曲げたりすることができないので、レンズの幅の六ミリくらい角膜を切らないと、目の中に入れることができません。場合によっては、一〇ミリ以上切開することもありました。

また、当時は麻酔も目のまわりに直接注射器で打っていました。

強膜《きょうまく》（白目の部分）を切った部分から水晶体を丸ごと取り出して縫い合わせていたので、入院が必要でした。

そして、傷口が大きいと、それだけ細菌に感染する可能性も高くなります。

その後、水晶体を超音波で砕いて吸い出す技術が開発されました。

そしてさらに、薄くてやわらかい眼内レンズが普及し始めたのは、ここ二〇年あまりのことです。

レンズがやわらかくなったので、レンズを丸めたり、たたんだりして小さくし、角膜をわずか二〜三ミリ切るだけで目の中に入れることができるようになりました。

これが白内障手術における第二の革新です。

また、細かい技術ですが、角膜の切開の方法も工夫されて、縫合しなくても傷口が自然に接着するような技術も開発されました。

こうした技術の進歩のおかげで、今では白内障の手術は日帰りで、短時間でできるようになりました。

そして二十一世紀に入ると、白内障手術に第三の革新が起こりました。

遠近両用の「多焦点眼内レンズ」の登場です。

すでに白内障の手術をした人も新たな治療が可能

私は二〇〇六年頃から多焦点眼内レンズを使った手術を始め、二〇一五年までに一二〇〇件以上の執刀をしてきました。日本国内でも、一人の眼科医の手術件数としては多い方だと思います。

各地で講演させていただくこともありますが、こんな質問をよく受けます。

「以前に白内障の手術をしていますが、それでも遠近両用のレンズを入れられますか？」

答えはイエスです。

「アドオン」というレンズがあり、これはすでに一般的な単焦点の白内障手術を受けた目に、追加するかたちで入れることができます。

ひと言で言えば、二枚目用の追加レンズです。

白内障の手術をしても治らなかった近視、遠視、乱視を矯正することができ、また、多焦点のアドオンレンズを使えば、遠くと近くが見えるようになります。

私のクリニックで使用しているアドオンレンズは、ドイツのファーストQ社製のレンズですが、周囲の四カ所の支持部が柔軟にたわむため目の中にフィットしやすい優れたレンズです。

私が選んだ多焦点眼内レンズのベスト2

数ある多焦点眼内レンズの中で私が選ぶとしたら、次の二つのレンズです（図5）。

ひとつは、オキュレンティス社の「レンティスMプラス」。

そしてもうひとつが、カールツァイス社の「ATリサ」です。

いずれもドイツ製で、この二つが現在、私が主に使用している見え方の質が格段に高い最先端の多焦点眼内レンズです。

どちらもヨーロッパのCEマーク（商品がすべてのEC加盟国の基準を満たすという承認マーク）を取得しています。

レンティスMプラス

遠方と近方が分かれている設計だが、目線を意識することなく自然にどちらの画像も見える。夜間の光のにじみが他のレンズよりも少ない。乱視矯正可、完全オーダーメイドで設計される。ヨーロッパのCEマーク取得。ドイツ製。

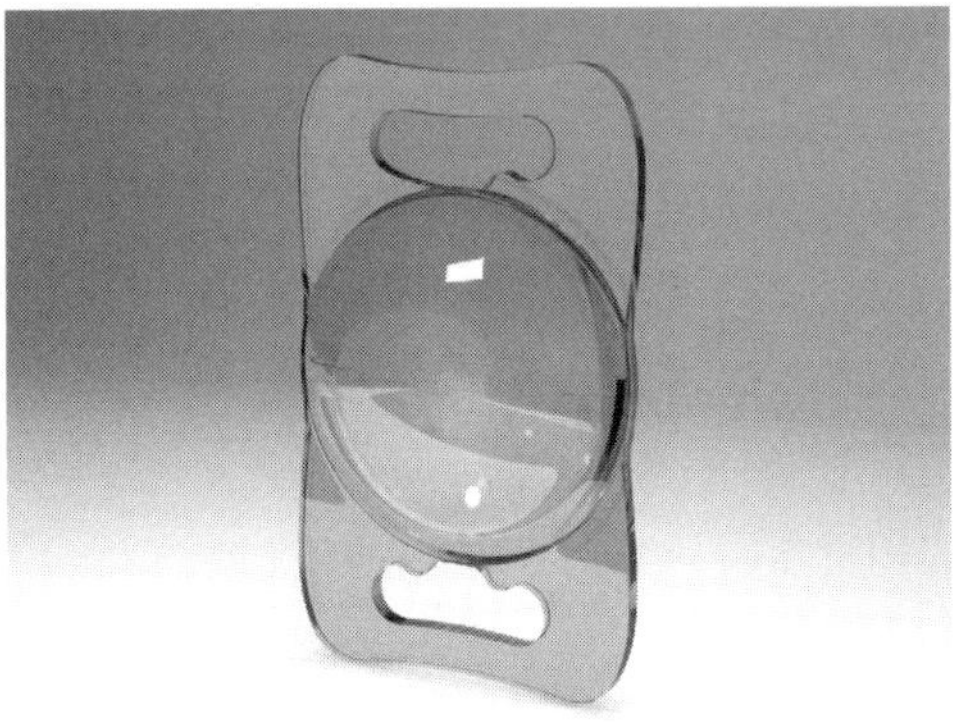

ATリサ

同心円状に、遠くの焦点が65%、近くの商店が35%光が集まるように設計されている。近くの見え方がよいといわれ、近用作業の多い人に適したレンズとされる。乱視矯正可。ヨーロッパのCEマーク取得。ドイツ製。

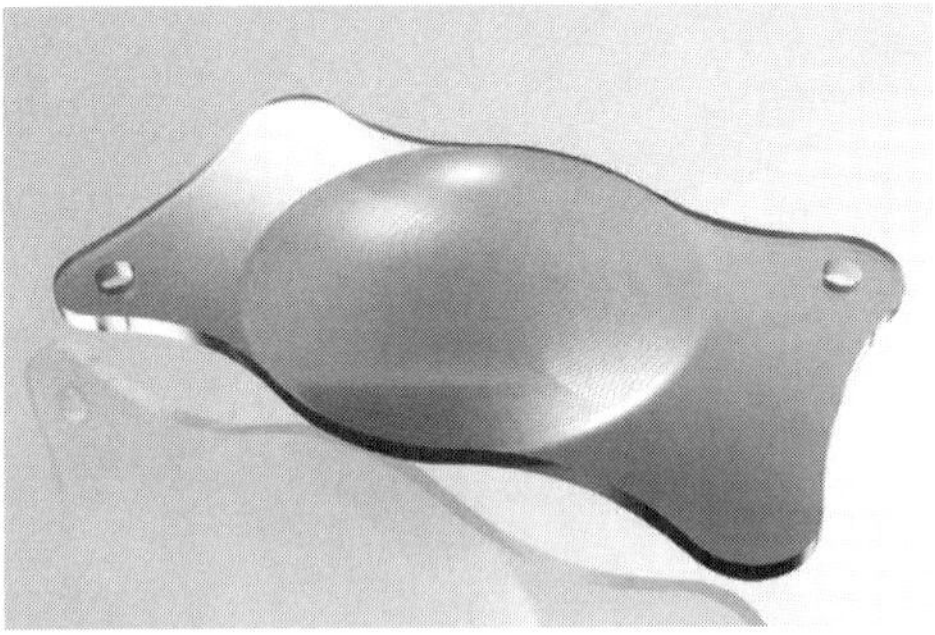

図5　二種類の最先端レンズ

私は二〇〇六年から多焦点眼内レンズの手術を始めましたが、最初に使ったのはカールツァイス社製のレンズでした（当時はアクリテック社）。

カールツァイス社は、カメラ好きならどこの国の人でも知らない人はいないメーカーです。望遠鏡や顕微鏡の製造でも世界最高峰、実は光学分野の医療機器の研究開発でも有名な会社です。

もうひとつのオキュレンティス社のレンズを使えるようになったのは最近であり、以前は日本で手に入れることができませんでした。

四年前、アムステルダムで眼科学会があった折に、ちょうどよい機会だったので、オキュレンティス社に連絡をして工場を見学したいと頼んでみました。本社はドイツですが、眼内レンズの工場はオランダのはずれ、ドイツとの国境近くにあったのです。現地でマイクロバスを借りて、日本からいっしょに学会に行った眼科医仲間に声をかけて、一〇人くらいで工場の見学に行きました。

オキュレンティス社の工場は、日本の工場のイメージとはずいぶん違っていました。

ガラス張りのクリーンルームが並んでいて、私たちはガラス越しに見学したのですが、ある部屋では白衣の作業員達が完成レンズを検品し、別の部屋ではアクリル樹脂を削ってレンズを作っていました。

そこでは三〇台ほどの旋盤機がデジタルで作動していましたが、よく見ると旋盤機には川崎重工の文字が。

オランダのはずれで最先端の多焦点眼内レンズを削っていたのは、メイド・イン・ジャパンの機械だったのです。


二〇一一年に、ヨーロッパの学会で初めてこのレンズを見た時、

「このレンズを、日本でも使わせてくれませんか」

と言うと、

「日本に輸出する予定はありません」

というそっけない返事が返ってきました。

当時、オキュレンティス社は日本をまったく相手にしていませんでした。

日本では国民皆保険で、「医療は保険ですませたい」と思っている人が大半なので、保険が適用されない眼内レンズはなかなか思うように普及しません。それで、対象マーケットから外されていたのです。

アメリカもマーケット外でした。アメリカ国内で販売するためにはFDA（アメリカ食品医薬品局）の認可が必要で、認可を得るためには現在の日本円にして二〇億円くらいの資金が必要です。オキュレンティス社は、ベンチャー企業というほど小さくはありませんが、決して大きな企業ではないので、アメリカも視野に入れていませんでした。

つまり、彼らの主たるマーケットはヨーロッパだったのです。

ところが、

「私は今、カールツァイス社のレンズを使っています」

と言った瞬間、相手の態度が変わりました。

眼内レンズでは、オキュレンティス社とカールツァイス社は競合関係にあり、どちらも世界でトップを競う高性能のレンズを製造しています。

ライバル社のレンズを私が使っていることを知って、一目置いてくれたようです。

そこから話は急転し、私はオキュレンティス社のレンズを個人輸入できることになりました。とりあえず言ってみるものですね。

日本では、認可されていない海外の医療製品を治療に使いたい場合は、医師が個人で責任を持って輸入しなければいけないという法律があります。世界的にみても、とても特殊な法律です。

ヨーロッパでは、メーカーがＣＥマークを取得した製品であれば、ヨーロッパのどこでも販売できます。

さて、二社のレンズはどちらも親水性レンズで、液体入りの容器で保管され、取り扱い方も似ています。

一方、日本で普及しているのは、疎水性レンズという乾いたタイプです。親水性と疎水性レンズは、それぞれ取り扱い方や特性が違います。

オキュレンティス社が日本に製品を出そうとしなかったのは、親水性レンズになじみのない日本では使われないだろうと考えたからかもしれません。

ずいぶん昔の話ですが、日本では、目に入れた親水性レンズが時間が経つにつれ、石灰化して濁ってしまった事例がありました。以来、日本には、親水性レンズに対してネガティブな印象を持つ人が少なくないのも事実です。しかし、今ではレンズが石灰化した原因も明らかにされ、世界最高峰のレンズメーカーも自信を持って親水性レンズの安全性を主張しています。

オキュレンレンティス社のレンズに日本製の旋盤機が使われていたように、日本の優れた技術で国産レンズを作ったら、多焦点眼内レンズもさらによい製品ができるのですが、国内のメーカーはなかなか動いてくれません。

「日本では、保険が適用になるレンズ（＝単焦点眼内レンズ）しか売れない」と見込んでいるからです。

医療で日本人がお金をかけるのは、美容整形と特別な歯の治療だけとみられているようです。こうした実情はちょっとさびしいですね。

レンティスMプラスX

レンティスMプラスXは、ドイツのオキュレンレンティス社が製造している多焦点眼内レンズです。これまでの多焦点眼内レンズとはまったく異なる設計で、部分的に遠方用と近方用の度数に分かれています。遠近両用メガネのような構造ですが、眼線を意識して動かさなくても自然に遠くも近くも見ることができます。

夜間の光のにじみが他のレンズよりも少なく、夜間に運転することが多い人にもお勧めのレンズです。乱視用レンズは、度数を〇・〇一D単位の完全オーダーメイドで作成できます。もちろん、ヨーロッパのCEマークを取得しています。

二〇一三年、これまでのレンティスMプラスがレンティスMプラスXにアップグレードし、近くがより見やすいように改良されました。

ATリサ

ATリサはドイツのカールツァイス社製の遠近両用レンズで、遠くのピントに六十五パーセント、近くのピントに三十五パーセントの光が集まるように設計されています。レンティスMプラスよりも近くの見え方がよいレンズですが、夜間の街灯や車のライトがにじみやすい傾向があります。

夜間の運転が多い人にはあまり向きませんが、手元の作業が多い人には適しています。ただし、作業内容によっては老眼鏡が必要になることがあります。乱視用レンズもあり、CEマークを取得しています。

単焦点眼内レンズ

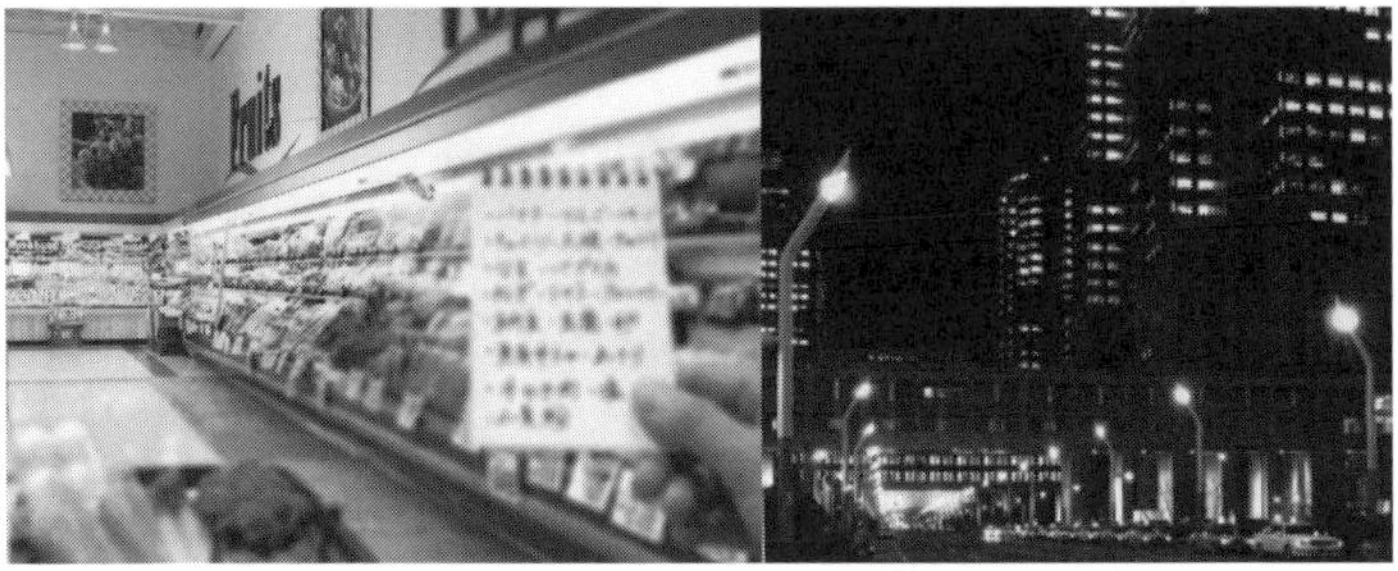

多焦点眼内レンズ

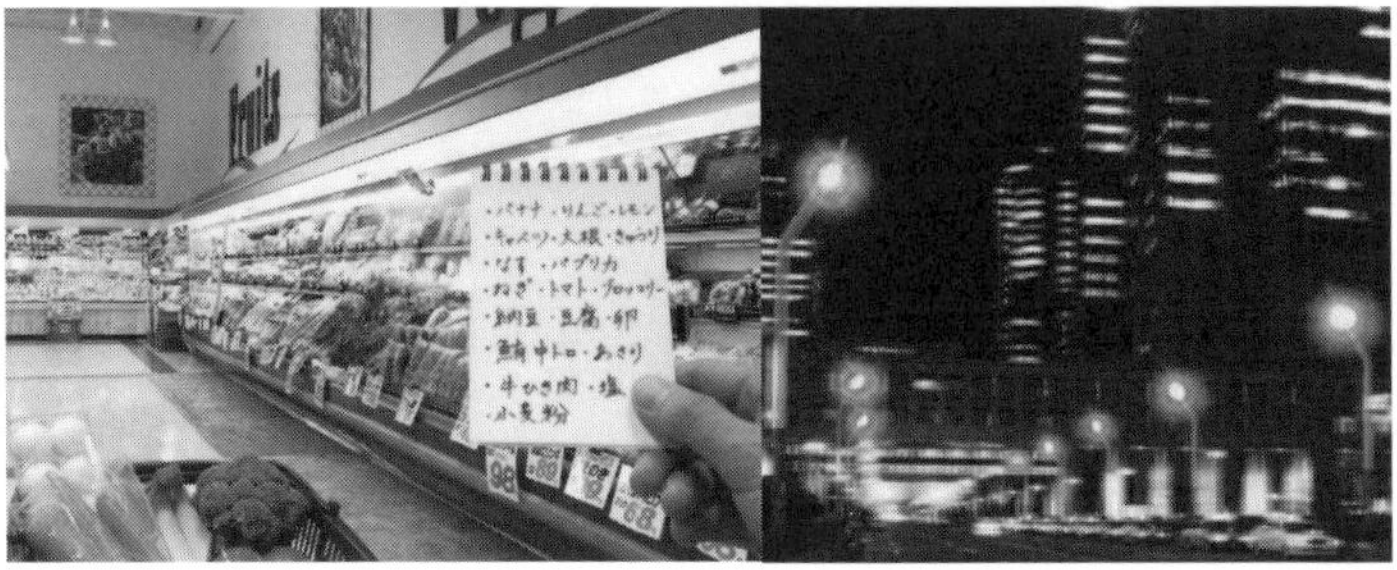

図6　見え方のイメージ

近年、このレンズに、遠・中・近の三重焦点のレンズ「AT LISA Trifocal」が登場しました。遠近に加え、その中間の距離にもピントが合う設計で、近くのピントは四〇センチ、中間のピントは八〇センチの距離に設定されています。中間距離や夜間の見え方が改良されています。

多焦点眼内レンズの手術の実際と費用

多焦点眼内レンズを入れる手術は、これまでの単焦点眼内レンズを使う白内障の手術方法と同じです。

目の中にある濁った水晶体を超音波で砕いて吸い取った後に、眼内レンズを挿入します。手術をした後は一〇分ほど休みをとり、感染予防の眼帯を付けた状態で帰ります。問題がなければ、翌日の検診で眼帯はとれます。

ただ、多焦点眼内レンズは、残念なことに保険が適用されません。

日本の健康保険の制度では、治療をする過程で一つでも保険のきかない治療が入ると、全額が自己負担になってしまいます。ちょっと首を傾げてしまいますが、癌の治療も同様です。

たとえば、抗癌剤の治療のために入院しているとします。そこで、アメリカでよく効く新しい抗癌剤が開発されたという情報を入手し、その抗癌剤を使ってほしいと病院に頼むと、新しい抗癌剤はまだ日本では認可されていないので保険の適用外になります。

その結果、新しい抗癌剤を使ったことで診察費から入院費まで、すべてが自己負担になってしまうのです。

ただし、多焦点眼内レンズには先進医療の扱いを受けているものが三種類あります。

なお、生命保険で先進医療の特約をつけていれば、保険会社が費用を分担してくれたり、費用の全額を支払ってくれるケースもあるようです。保険会社や保険の種類で異なるようなので問い合せてみてください。

もっとも、最先端の多焦点眼内レンズは先進医療の適用とはなりません。

なぜかというと、先進医療の認可を得るためにはお金も時間もかかり、認可が下りた時には、すでに新しいレンズができてしまうため、メーカーはそのような認可のための投資はしないのです。

先進医療が適用されているレンズは、そういう意味では最先端のレンズではありませんが、世界中で広く使用されている実績を持っています。良好な手術成績が、多くの学会で発表されているレンズでもあります。

でも、せっかく眼内レンズを入れるのだから、最新技術で作られたレンズを入れたいと望むと全額自費になり、片目でだいたい七〇～九〇万円ほどの出費が必要になります。

確かに多額な出費ではありますが、新車を購入したり、ブランド品を買ったりする費用と比べると、どうでしょうか。

眼内レンズは一度手術したら取り換える必要がなく、メンテナンスも必要ありません。まさに一生ものです。

手術という高度な医療により、自分の体のクオリティを上げることにもつながります。この先ずっと寿命がつきるまでメガネなしで生活できることを考えると、金額に見合うだけの価値は十分にあるのではないかと思うのですが、いかがでしょうか。

ちなみに、多焦点眼内レンズを入れた人の術後の満足度を調べた結果が30ページの**図4**

です。

多焦点眼内レンズを入れた人の約八〇％が「とても満足」しています。

知っておきたい先進医療制度

「先進医療制度」とは、保険が適用されない先進的な医療技術を受ける時、すべてを患者の自己負担とせず、保険診療と併用できるようにした制度です。

医療技術ごとに一定の施設基準が設定されていて、該当する医療機関からの届け出によって保険診療との併用が可能となります。

二〇一五年九月一日時点で、一〇七種類の先進医療技術が登録されています。

一部の多焦点眼内レンズが二〇〇八年七月に先進医療として認められました。これによって、先進医療適用の多焦点眼内レンズを用いた白内障手術費用は全額自己負担ですが、診察・検査・投薬などの費用は一～三割負担の保険適用となります。

現在、多焦点眼内レンズを用いた白内障手術で先進医療の認定を受けている医療機関は、全国で四四五施設あります（二〇一五年九月一日時点）

うまい手術と洋服の仕立て

私のクリニックでは、他の眼科医が執刀した白内障手術の経過を診察することがあります。

手術後一週間あるいは一カ月経った患者さんの目を顕微鏡で診た時、どこからメスを入れたのかわからない、レンズの収まり方も完璧で、一点のミスもない、という事例に出合うことがあります。

「うまいな、こういう手術がしたいな」

と、プロの目から見ても関心する仕上がりは、まるでアートです。

洋服が仕立職人によって、見た目も着心地も違ってくるのといっしょです。残念ながら、手術を受けた本人には見ることができませんが。

角膜にメスを入れる現在の白内障手術は、出血がほとんどありません。

水晶体を包んでいる水晶体嚢《すいしょうたいのう》という薄い透明な袋があるのですが、その袋の表面を丸く切り取って、中から濁った水晶体を取り出し、代わりに人工レンズを入れますが、私は水晶体が入っていた袋の中を磨いてからレンズを入れます。

袋といっても、オブラートよりも薄い薄皮でできている袋です。

袋の内部に残った水晶体の微細なかけらまで取り除き、ツルツルに磨いた袋に高性能のレンズを入れると、レンズが持つ本来の性能が発揮されます。

どうやって磨くのかというと、ごく弱く水を出しながら吸引器で吸い取っていくのです。しかし、薄い袋がもし破れたらアウト、レンズを入れられなくなります。

わかりやすい例えでいえば、掃除機の吸引力をごく弱くして、台所のラップについたホコリを吸い取るようなものです。

普通はラップの表面のホコリを掃除機で取ろうとしたら、ラップごと吸い取られてしまいます。吸われないためには、吸引する角度が肝心です。そんな処置を、白内障の手術のたびにやっています。

水晶体を包む袋の張り具合は人によって異なり、若い人はピンと張っているのでシュシュッと磨けますが、高齢者の袋はクシャクシャッとなっているので、ちょっとでも吸引が強いと、吸い込まれそうになります。吸われないように吸引器を逆流させ、元に戻しながら時間をかけて処置していきます。

この作業は非常に神経を使いますし、面倒な作業です。しなくても大きな問題はない、ともいえます。

けれども、私は手術後の見え方にこだわっています。

手術をした翌日、あるいは数日後に見え方がガラリと変わって「手術をしてよかった！」と感動してもらえることが何よりうれしい。

だから、万全を尽くしています。

第二章｜四〇歳代～五〇歳代の老眼治療

老眼初期のメガネの使い方のコツ

「目が良かった人ほど早く老眼になる」というのは、確かです。正確には、誰でもみんな老眼になるけれど、「目が良い人は早く老眼の影響が出る」ということです。

四〇歳代に入ったばかりの患者さんのBさん。

「最近目が疲れます。仕事で書類を見ようとすると、ピントがなかなか合わないんです。もう老眼鏡が必要でしょうか？」

検査してみると、Bさんは近視でメガネをされていましたが、そのメガネは二・〇まで見えるように矯正されたものでした。

これでは、近くを見るのに負担がかかるのは当然です。

「もう少し度の弱いメガネをつくりましょう。仕事中は弱めのメガネを使って、今のメガネは車を運転する時やゴルフをする時にしてください」

と伝えました。

若い頃につくったメガネが「よく見えるからいいメガネだ」と思い込んで、ずっとそれを使っていると、このBさんのようになることがままあります。

メガネは、年齢やライフスタイルに合った調整が必要です。

たとえば、デスクワーク用に度を少し弱めたメガネにすることと、もうひとつ、メガネに弱い累進の度数を入れることです。

「累進の度数を入れる」というのは、遠近の境目がなく度数を変化させることで、要するに境目のない遠近両用メガネのことです。

老眼の初期であれば、遠近でなくても、遠中（遠方と中間）くらいの、弱い累進の入ったメガネで十分効果が得られるし、累進度数のメガネに慣れることができます。

目が良い人の中には「メガネをかけてみたい。知的に見える」と思っている人がいて、ちょっと見づらくなっただけで、メガネ屋さんに駆け込んでメガネをつくってしまう人がいますが、これはいけません。その「見づらさ」の原因は何なのか、きちんと眼科で確認しなければならないし、必ずしもメガネが必要とは限りません。

メガネ屋さんは、お客さんが来ればメガネを売るのが商売です。

私の外来でも、

「どうしてこのメガネをつくることになったのですか?」

と聞きたくなるような例に時々出合います。

老眼鏡も、目が疲れるようであれば必要ですが、

「特に疲れないけど、かけてみたらよく見えるから」といって早くから使ってしまうと、目のピント調節の筋肉（毛様体筋）にさぼりぐせがついてしまいます。

では、視力回復トレーニングはどうか? とよく聞かれますが、現在そのエビデンス（科学的な証拠）はありません。

仕事で手元をずっと見続けている場合、ときどき視線を遠くに解放したり、まぶたをギュッパ、パチパチと動かして凝りをほぐすことで、疲れ目を予防する効果はあるでしょ

う。

また、速読や動体視力のトレーニングなどは、その効果は期待できると思いますが、いわゆる近視を治すとか老眼を治すといった効果は、理論上あり得ません。

現代人の目は、パソコンやテレビ、スマートフォンの登場で、近くをひたすら見続けるという過酷な負担を強いられています。

トレーニングよりも、「いかにリラックスさせるか」が必要な時代なのです。

四〇歳代の老眼にはモノビジョン

メガネをかけたくない、老眼鏡をかけたくない、という人は多いのではないでしょうか。

一般的な四〇歳代の人ですと、まだ白内障は出てきていません。水晶体は、透明だけれど少し硬くなってきた、といったところです。

このような老眼初期の人には「モノビジョン」をお勧めしています。

モノビジョンとは、片目を遠くにピントを合わせ、もう一方の目を近くが見やすいようにピントを合わせて、わざと左右の見え方に差をつけるという方法です。

基本は、利き目を遠くに合わせ、利き目ではない方の目を近くに合わせます。

「モノビジョン」の「モノ」とは「一つの」という意味で、片方ずつの目にそれぞれの役割を分担させるわけです。

この方法では、メガネよりもコンタクトレンズの方が成功しやすいです。

初めのうちは左右の見え方の差に違和感を覚えることがありますが、慣れてくると遠くも近くも自然に見えるようになります。

しだいに脳が左右の目の違いに順応してきます。

外出先で買い物中に値札を見たり、商談で差し出された名刺を読み取ったりするのに、いちいち老眼鏡を出さなくても見える、という便利さがあります。

もし、いま四〇歳代から五〇歳代の方で、コンタクトレンズを使っていて、少し老眼が出てきたという方は、ぜひこのモノビジョンを試してみてください（**図7**）。

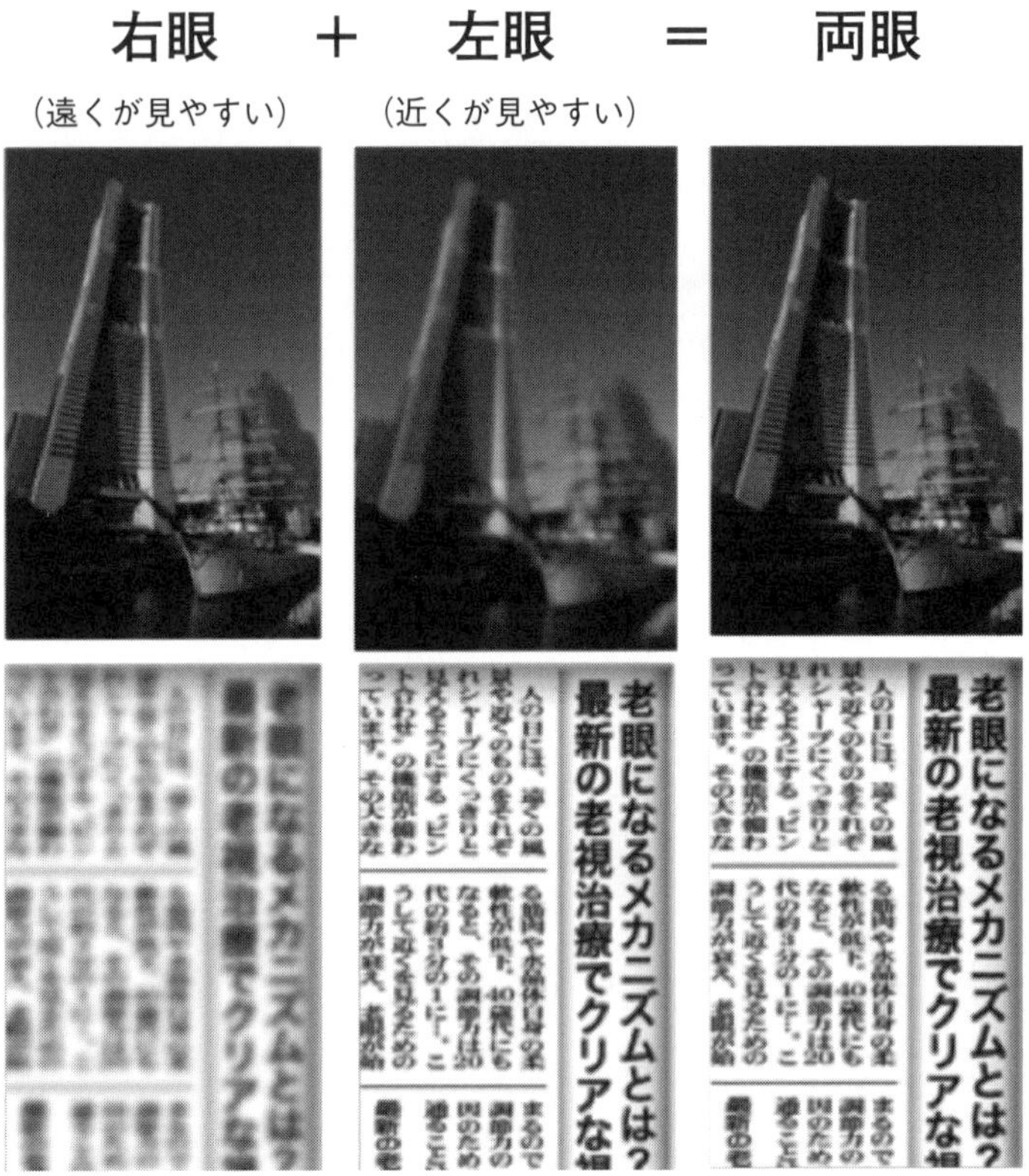

図7　モノビジョンの見え方の例

モノビジョンをレーシックで仕上げる

コンタクトレンズでモノビジョンに慣れたら、そのままコンタクトレンズを使用していてもかまいませんが、レーシックでコンタクトレンズを不要にしてしまえば、日常生活をさらに快適にします。

レーシックについては後で詳しく解説しますが、この「モノビジョン・レーシック」は欧米ではとてもよく行われています。

ただし、遠くと近くを片目で診ていることになるので、長時間のドライブやデスクワークなどでは、メガネをサポート的に使用した方がよい場合があります。

また、遠く、あるいは近くを集中して見る職業の人には適さないことがあります。

それでも、ちら見することができるということは、とても便利です。

モノビジョン・レーシックのメリットとデメリット

●メリット

① メガネなしで、遠くも近くも見えるようになる。

●デメリット

① モノビジョン（左右の眼の視力が違う状態）の見え方に慣れるまで、一〜三カ月かかる場合がある。

② 長時間の運転や、長時間の細かい作業をすると疲れやすい。

③ 両眼とも視力がよい状態や、老眼鏡を使用した時に比べると、見え方の「質」が若干下がる場合がある。

④ 一時的にドライアイの症状が出る場合がある。

ピンホール効果で遠近両用にする「老眼リング」

「老眼リング」は、六年ほど前から日本にも導入された老眼治療です。

この治療では、直径三・八ミリ、薄さ約五ミクロン（一般的な紙の薄さの約一〇分の一）、真ん中に一・六ミリの穴が開いた黒いリング状のシートを黒目の角膜の中に装着します。

このシートは、アキュフォーカス社の『KAMRA®』という製品で、目に入る光が小さな穴を通すことにより、細いまっすぐな光となって、遠くにも近くにもピントが合いやすくなります（**図8**）。

みなさんは、ピンホールメガネというものをご存知でしょうか。黒いメガネに小さな穴が開けられたメガネです。小さな穴から見ると、人間の目は近くにも遠くにもピントが合いやすくなるのです。

昔使ったテレフォンカード、あるいはクオカードでもいいので、縁の小さな穴からのぞいてみてください。

近視の人は眼鏡がなくても遠くが見えるでしょう。

老眼の人は、老眼鏡がなくても文字がよく読めるはずです。

光が細くなると、ピントの合う距離が長くなります。これを「ピンホール効果」といいます。

カメラに詳しい方であれば、「ああ!」とおわかりになると思います。

カメラの絞りを絞って光が入ってくる穴を狭くしてやると、ピントの深度が広がり、遠くも近くも全体にピントが合います。

逆に、絞りを広げると、光が大きな穴に入るため、一点にピントを合わせるとその前後がぼやけます。

老眼リング（KAMRA®）は、この原理を応用しています。絞りを小さくすると、入ってくる光の量が減るのでやや暗くなり、KAMRAの場合、一〇パーセントほど暗くなるといわれています。

しかし、人間の目はよくできていて、暗くなった分だけ網膜が感度を上げるため、暗く感じません。

ただし、うす暗い所では、さすがの網膜も対応しきれず、少し暗く感じたり、画像が明瞭でなくなることがあります。

そのため、このリングは利き目でない方の片目だけに用いるのが基本です。利き目の方の画像があるため、両目で見ると暗く感じることはありません。

KAMRA®の材質は、カーボンブラック（炭）で黒く染色したフッ素ポリビニリデンです。シートには、目に見えないほど小さな穴が無数に開けられていますが、これは角膜から老廃物を排出したり、角膜が栄養を吸収するのを妨げないようにするためです。

KAMRA®を使った治療は、二〇〇五年三月に老眼治療としてヨーロッパのCEマーク

KAMRA®の直径はわずか3.8ミリ。右はコンタクトレンズ

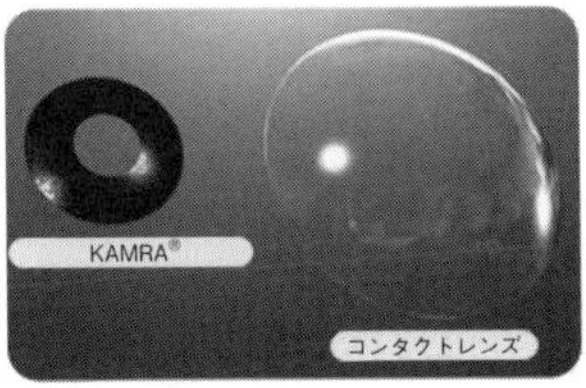

目に挿入した状態

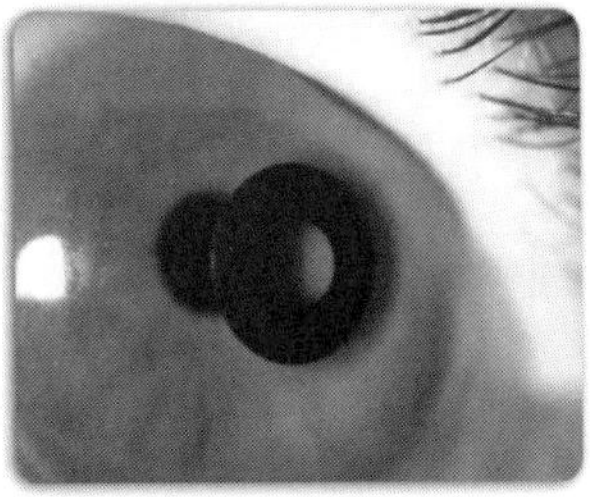

ピンホール効果

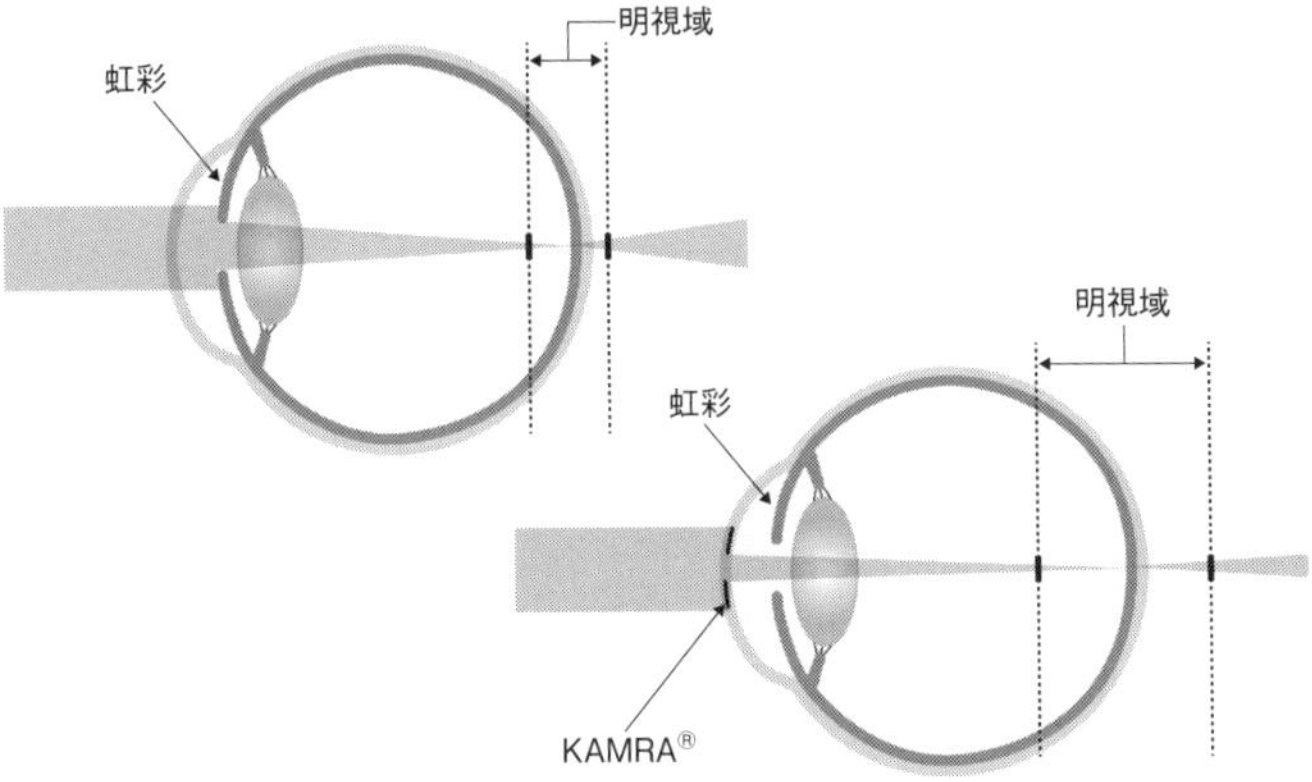

図8　KAMRA®

を取得し、二〇一五年四月にはアメリカのＦＤＡ（日本の厚生労働省のような機関）から老眼治療の手術方法として認可されました。

このリングを角膜に入れると、新聞やメニュー、値札ほどの大きさの文字が裸眼で読めます。

ただし、モノビジョンと同様、片方の目で近くを見ていることになります。そのため、長時間の読書やパソコン作業では、老眼鏡が必要になる場合があります。

手術方法は、後で解説するレーシックと同時に行うか、または近視や遠視、乱視のない人であれば、利き目でない方の目の角膜にレーザーでポケットをつくって、そこにリングを挿入します。

手術時間は約一〇分〜十五分程度です（**図9**）。

手術後は一時的にドライアイの症状や、夜間の光のぎらつき、にじみが出ることがありますが、時間の経過とともに落ち着いてきます。また、リングによる異物感はありません。見え方に慣れるまで、一般的に三〜六カ月かかります。

ただ、手術後、どうしてもこの見え方に慣れないという人もいますが、その場合は取り出すことができます。

私のクリニックのスタッフで、この治療を受けて「遠くも近くもメガネなしでＯＫ！」と喜んでいる女性がいます。そのスタッフの紹介で手術した人もとても喜んでいます。

一方で、どうしても合わないといって取り出した人もいます。

何がその違いなのか、術前に判断できないのが問題です。

そのため、私は患者さんのライフスタイルや見え方の希望をよく聞いて、慎重に治療を選んでいます。

KAMRA®のメリットとデメリット

●メリット

① 老眼鏡なしである程度近くが見えるようになります。

●デメリット

① 見え方が安定するまで約三〜六カ月かかる。

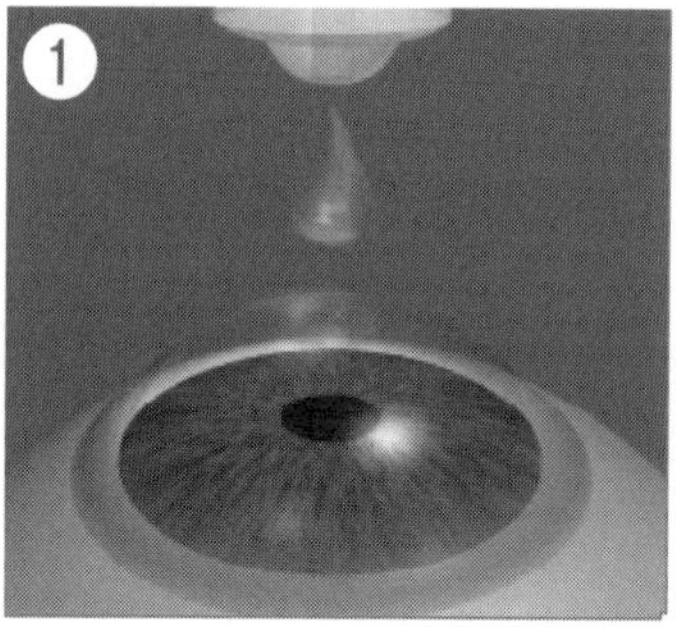

瞳孔を縮める目薬と麻酔を点眼します。

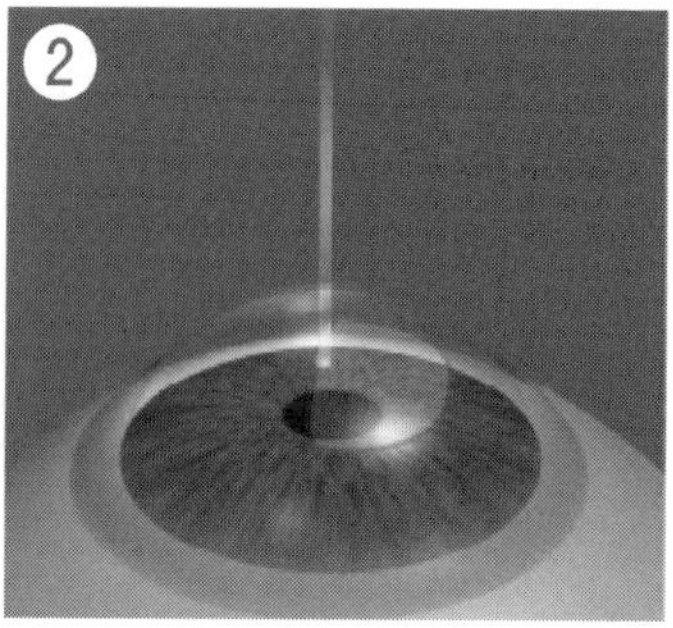

イントラレースレーザーで角膜内を切開し、ポケットを作成します。

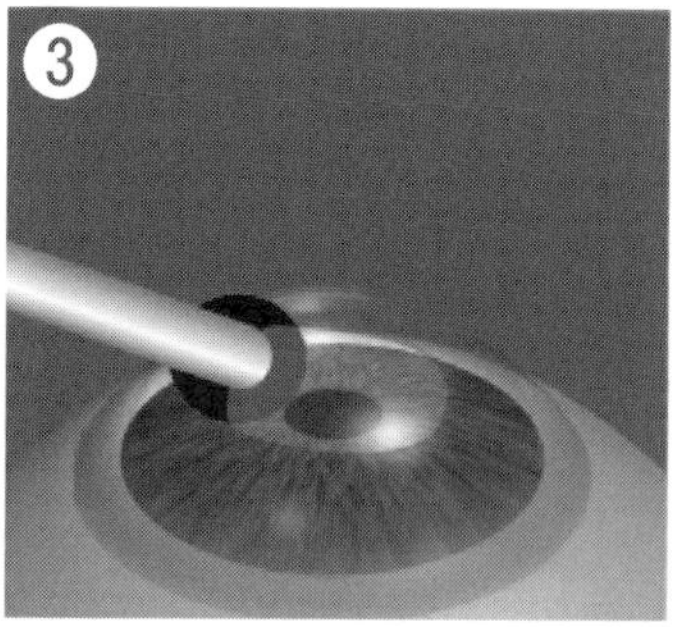

ポケットにリングを挿入します。

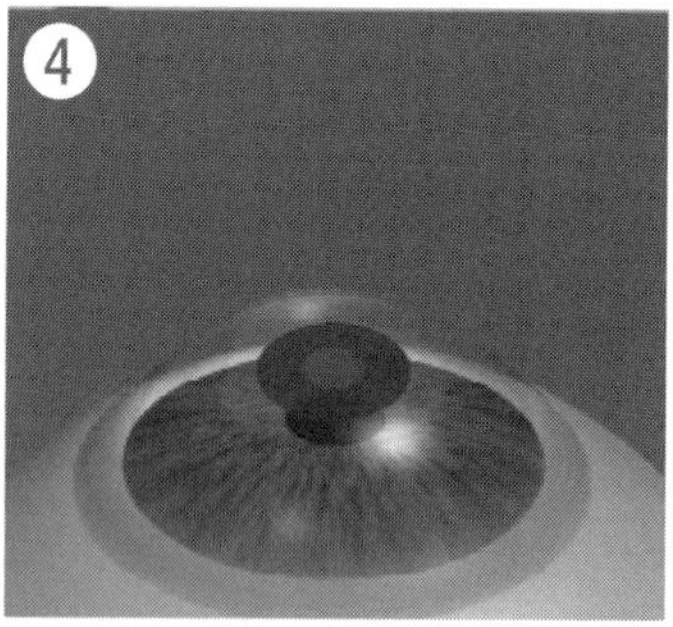

角膜をきれいに整えて終了です。回復室で10分間休憩を取ります。

図9　老眼リング「KAMRA®」の手術方法

② 小さい文字などを見る時は老眼鏡が必要になる場合がある。
③ 見え方に慣れない場合は、KAMRA®を摘出する場合がある。
④ 一時的にドライアイの症状がでる場合がある。
⑤ ドライアイが長く続くことがある。

厚さ〇・〇三ミリの老眼用レンズ「レインドロップ」

「レインドロップ」も、老眼リングと同じように黒目の中に小さくて透明なプレートを入れる治療法です（**図10**）。

レインドロップは透明で薄く、直径二ミリ、厚さはわずか〇・〇三ミリです。角膜の中に入れると、わずかに角膜の形状が変わり、真ん中が少し盛り上がって凸レンズのように形状が変化するので、近くの文字が見やすくなります。

この治療により、新聞やメニュー、値札などが裸眼で読めるようになります。

ただ、その効果には個人差があり、もっと小さな文字などを見る時は、老眼鏡が必要になる場合もあります。

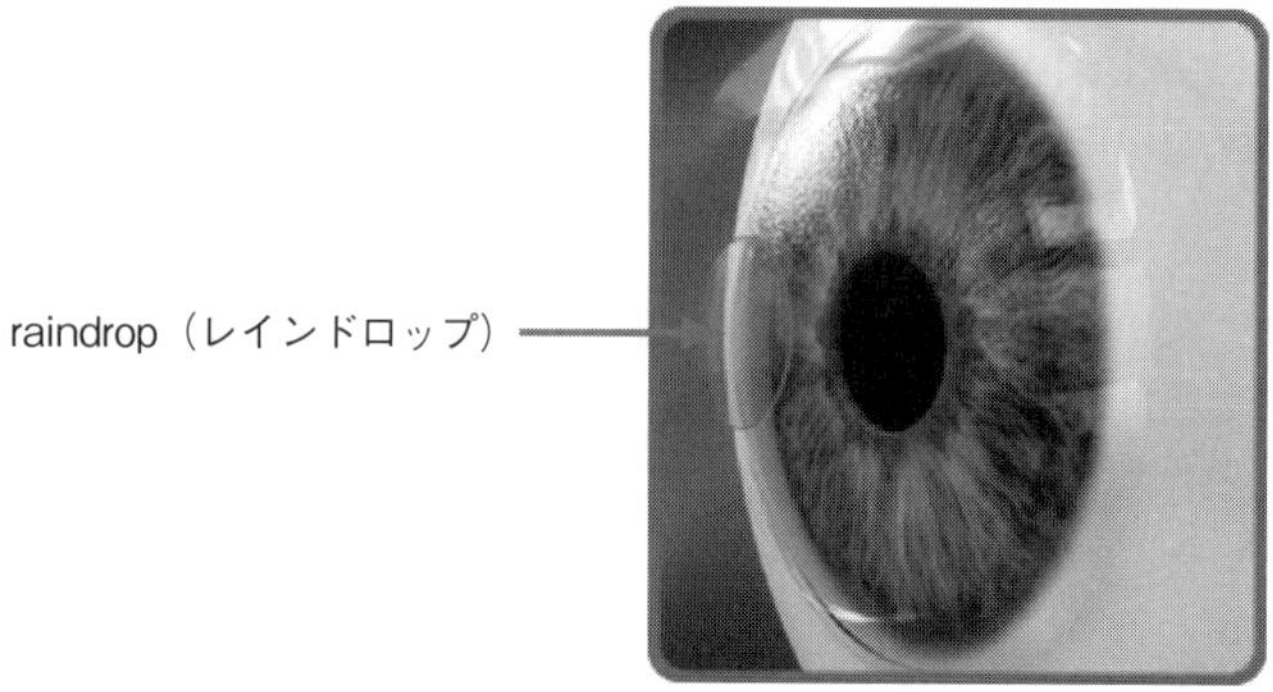

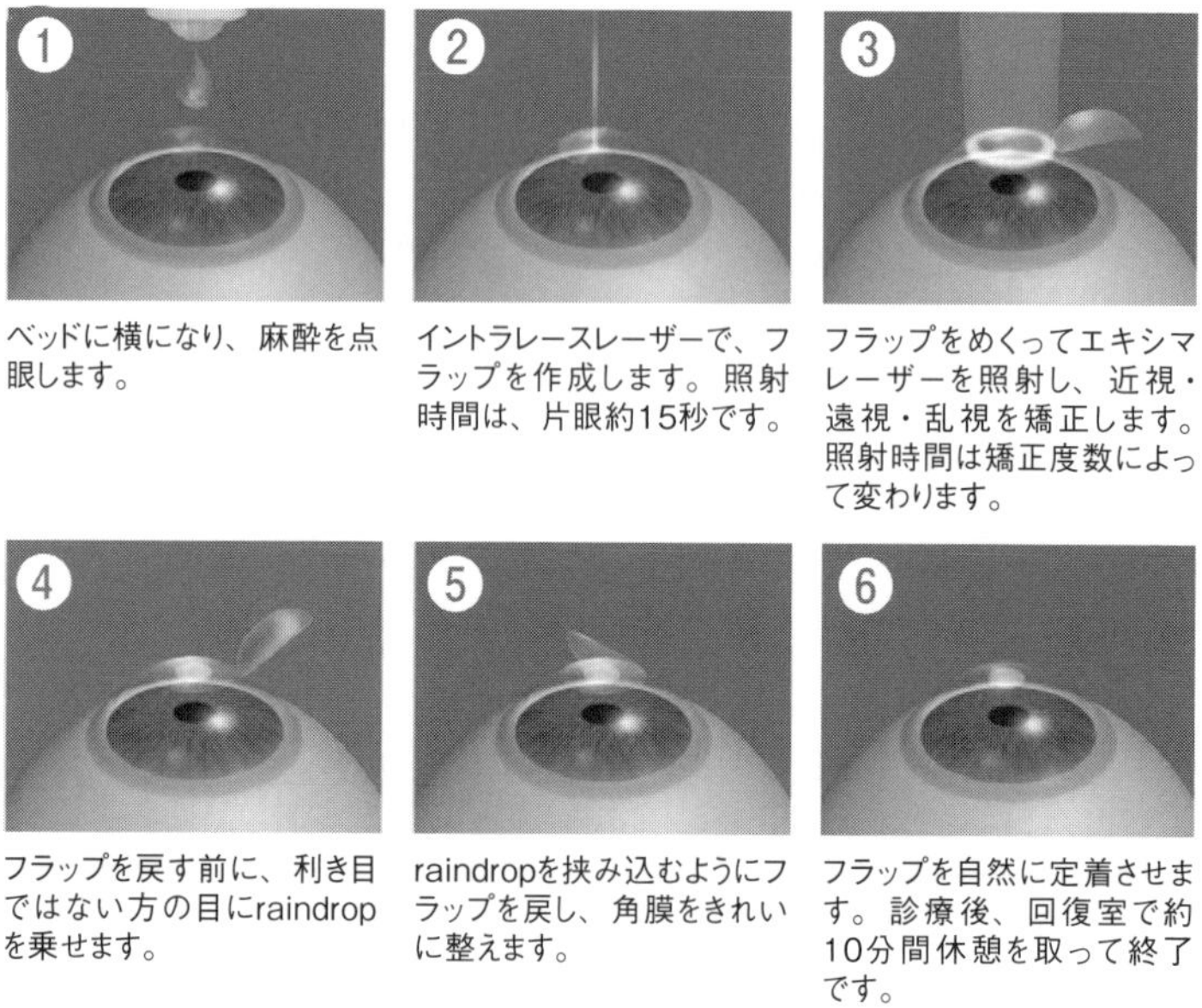

ベッドに横になり、麻酔を点眼します。

イントラレースレーザーで、フラップを作成します。照射時間は、片眼約15秒です。

フラップをめくってエキシマレーザーを照射し、近視・遠視・乱視を矯正します。照射時間は矯正度数によって変わります。

フラップを戻す前に、利き目ではない方の目にraindropを乗せます。

raindropを挟み込むようにフラップを戻し、角膜をきれいに整えます。

フラップを自然に定着させます。診療後、回復室で約10分間休憩を取って終了です。

図10　レインドロップの手術方法

レインドロップはアメリカのリヴィジョン・オプティクス社が開発した老眼用角膜内プレートで、材質は含有率七十七パーセントのハイドロゲルです。

透明なので、眼の中に入れても見た目は手術前と変わりません。レインドロップの手術時間は約二〇分程度です。

近視、遠視、乱視などがある場合は、まずレーシックで矯正し、その後で利き目でない方の目のみにレインドロップを入れます、

手術した直後は左右の目の見え方が違って違和感をおぼえることがありますが、一般的に三カ月ほど経つと両目で自然に見えるようになります。

レインドロップのメリットとデメリット

●メリット

① 老眼鏡なしである程度近くが見えるようになる。

●デメリット

①　見え方が安定するまで約三カ月かかる。

②　小さい文字などを見る時は、老眼鏡が必要になる場合がある。

③　一時的にドライアイの症状がでる場合がある。

④　見え方に慣れない場合は、レインドロップを摘出する場合がある。

遠視の老眼治療にはマルチゾーン・レーシック

マルチゾーン・レーシックは、遠視の人だけを対象とした老眼治療です。角膜の周辺部は遠方に、角膜中心部は近方にピントが合うようにエキシマレーザーを角膜に照射して、遠近どちらも見えるようにします。

度の弱い老眼鏡くらいの効果があります。

ただ、人によって遠近両用の効果が十分に発揮されない場合もあります。治療の可否は、術前の検査と、患者さんの希望する見え方などの話をよく聞き、この治療に適した目かどうか、しっかりと見極めることが重要だと思っています。

マルチゾーン・レーシックのメリットとデメリット

●メリット

① メガネなしである程度遠くも近くも見えるようになる。

●デメリット

① 視力が安定するまで一～三カ月かかる。

② 瞳孔が小さい人は、遠近両用の機能が十分に発揮されない場合がある。

③ 細かい文字を見る時は、老眼鏡が必要になる。

④ 一時的にドライアイの症状が出る場合がある。

どの老眼治療がベストなのか

ここまで、現在行われている様々な老眼治療を紹介してきましたが、これらの老眼治療は、老眼鏡を使いたくない人にとって画期的なものです。

ただし、若い頃の状態に戻せるわけではありません。あくまで、対症療法としての治療です。

老眼リングのところで述べたように、治療後の見え方の満足度は人により異なり、どの治療法がベストなのかは、一人一人違います。

たとえば、弱い近視の人で、運転する時は必ずメガネをかけるけれどメガネをとれば手元がよく見える、という人は、不自由がなければそれがいちばんだともいえます。

しかし、スポーツ選手や、スポーツを何より大切に考えている人にとっては、その弱い近視も治したい！　ということになり、近くの見え方より遠くが見えるかどうかが重要になります。

また、山歩きやゴルフが趣味で屋外で過ごすことが多いアウトドア派の人と、室内で読書したり手作業をするのが好きなインドア派の人とでは、頻繁に見るモノ、見たいモノが異なります。

要するに、重要なのは手術後にどんなライフスタイルを過ごしたいのか、医師に明確に伝えることです。

そして、一人一人が望む治療後のライフスタイルをよく聞いて、日々の生活を快適に過ごせるように目を治療するのが私たち眼科医の仕事でもあります。

私のクリニックでは、治療後の見え方が満足できるように、手術前の診察で趣味から日常の生活パターンまで、あらゆることを根掘り葉掘り聞かせてもらっています。

「ピアノを弾きながら、楽譜がはっきり見えるようになりたい」

「メガネをかけずにスポーツがしたい」

どんなに時代の最先端をいく技術でも、目の良い若者と同じようにすべてクリアに見たいと望むのは無理なのです。全焦点レンズというものはありません。

治療後の生活で「何がいちばん見たいのか」、治療後にどんなライフスタイルを選ぶのか、そのイメージを具体的に医師に伝えるようにしてください。

具体的に伝えることが最良の治療につながります。

老眼治療の費用
みなとみらいアイクリニックの場合（税込）

手術名	両眼	片眼
モノビジョン アイデザイン アイレーシック	￥450,000	￥230,000
モノビジョン イントラレーシック	￥370,000	￥190,000
マルチゾーンレーシック	￥550,000	￥280,000
raindrop（レインドロップ）	￥310,000	
raindrop（レインドロップ）＋ アイデザインアイレーシック	￥385,000	
老眼リング（KAMRA®）	￥310,000	
老眼リング（KAMRA®）＋ アイデザインアイレーシック	￥385,000	
多焦点眼内レンズ	￥1,440,000	￥720,000
多焦点眼内レンズ乱視用	￥1,600,000	￥800,000
多焦点眼内レンズ（AT LISA Trifocal）	￥1,900,000	￥950,000
適応検査・コンサルテーション、 最終検査	無料	
手術後の定期検査	￥1,200～ ￥3,000＊	

＊薬代が加算されることがあります

第三章｜寝ている間に近視を治す！

近視の人に朗報！

近視だけど手術はしたくない、でも裸眼生活がしたい！　という人に朗報です。

就寝中にコンタクトレンズを装着し、朝起きてレンズを外《はず》すと裸眼で見えるようになる。その際に使われるのが近年話題の「ナイトレンズ」で、眼科では「オルソケラトロジー」と呼ばれています。

夜、角膜のカーブを矯正するためのコンタクトレンズ（ナイトレンズ）を装着して寝ます。そして毎晩、繰り返し装着することで矯正効果を維持します。

ナイトレンズとは、一人一人の角膜の形や近視の度数に合わせてカーブを施した、特殊なハードコンタクトレンズです。

このナイトレンズは、角膜を押さえてその形を変えます。つまり、寝ている間に角膜に寝ぐせをつけるわけです。

翌朝、レンズを外した後も、その形はすぐには元に戻らず、元通りになるまでに約二十四時間かかります。ですから、日中はメガネやコンタクトを使わずに裸眼で生活することが可能になり、また繰り返して使うことによって効果の持続時間が長くなります（図11）。

ナイトレンズは、軽度～中等度の近視に有効で、軽い近視なら一週間ほどの装着で日中の視力が一・〇程度になります。


現在、このナイトレンズを用いた治療は、子どもの近視治療として注目されています。お子さんが近視になった場合、今まではメガネを選択せざるを得ませんでした。

コンタクトレンズについては、中学生くらいになれば自己管理ができますが、小学生だと外れてしまった時の対処など、自己管理が難しい面があります。

また、昼間お子さんが目の届かないところでコンタクトレンズを使用していることも、心配です。

その点、ナイトレンズであれば、親といっしょに付けたり外したりすることができます。

近視はこんな状態

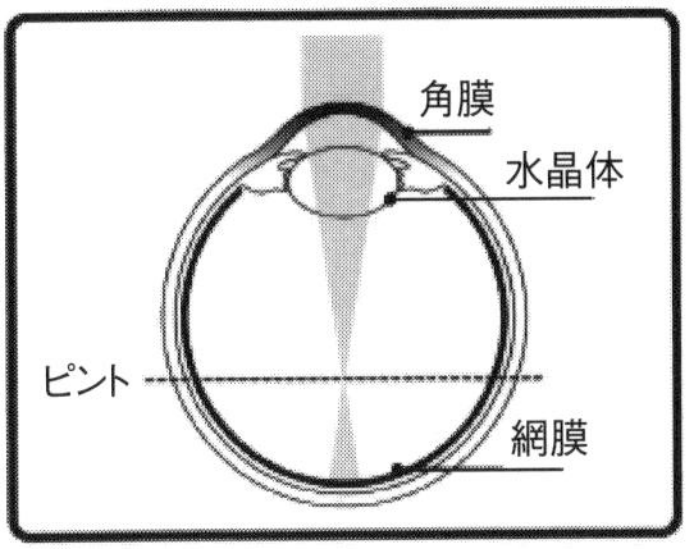

睡眠中に角膜形状が変化…

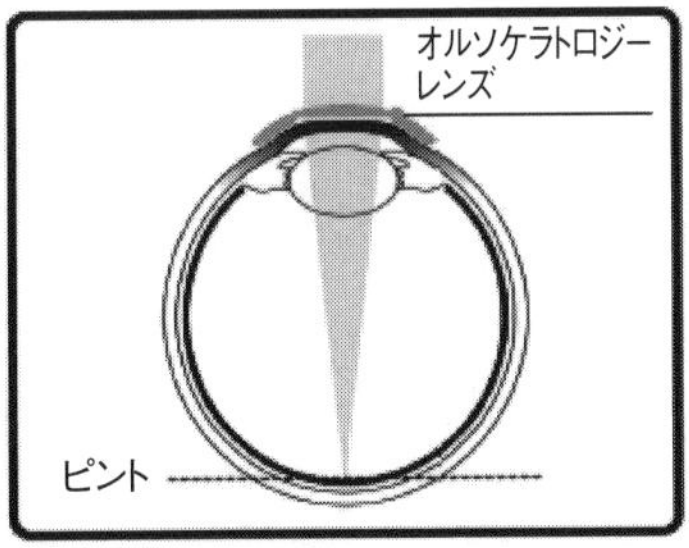

日中は裸眼で生活！

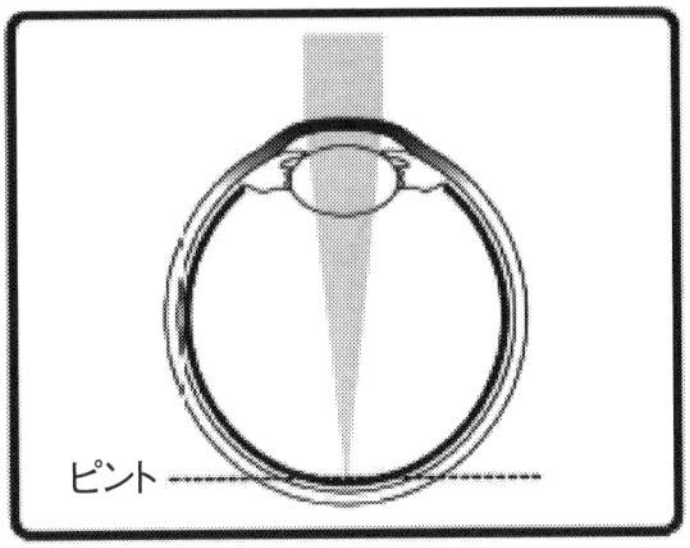

図11　寝ている間に近視を治すナイトレンズ

レンズの手入れについても、親御さんがしっかり管理することができます。

なお、成長期の子どもは大人よりも角膜がやわらかいため、ナイトレンズの効果が出やすい、さらには「近視の進行を抑制する効果がある」という画期的な報告がアメリカで報じられました。現在、日本でも小児を対象とした臨床研究が、大学などの施設で行われています。

子どもの近視の進行予防がなぜ期待できるのか。後で詳しく解説しますが、メガネではどうしても安定した視力矯正が難しい。メガネはズレるし、レンズの中心でモノを見ているとは限りません。

メガネは、目の中への光の入り方にムラがあるのです。

その点、ナイトレンズは角膜のカーブを変えるため、確実な矯正が可能です。それにより、近視の進行が抑えられるのではないかと考えられています。

現在、日本眼科学会のガイドラインでは、「オルソケラトロジーの対象年齢は一八歳以上」とされていますが、本来、この治療の恩恵を最も得られるのは子どもです。

私のクリニックや一部の眼科では、親御さんの希望と、お子さんの同意、そして医師の判断で、子どもの近視に対してこの治療を行なっています。

もしも何か不具合が出てきた場合は、レンズの使用を中止すればよいので、近視の子供が増えている現在、これから広まっていく治療だと思います。

メガネをかけると近視が進む？

これまで近視の人はメガネをかけるのが当たり前でしたが、メガネは近視をいっそう進めてしまうことがあります。

特に成長期の子どもの場合、メガネによって近視が進む傾向が強いのです。

ところで、メガネはなぜ近視を進めてしまうのでしょう。

近年、様々な研究からわかってきたことですが、メガネをかけた時、メガネの中心からの光は網膜にきちんとピントが合います。しかし、周囲から入ってきた光は、ピントが網膜より後ろに合ってしまうのです。すると、脳は「周囲から入ってきた光も見たい」と考えるようになり、眼球を後ろに伸ばします。その結果、中心の光が手前になってしまうわけです。

そして、今までのメガネではよく見えないからメガネを少し強い度のものに作り変える、するとまた周囲のずれた光に対して眼球が後ろに伸びる、という繰り返しになります。

これが近視の進行についてのひとつの仮説です。

一方、レーシックやオルソケラトロジーのような角膜の治療を施すと、中心のピントが合うと同時に、周囲のピントも同じ場所に合うようになります。

すると脳は眼球を大きくしようとしないので、近視の進行も抑えられるのではないかと考えられています。

ただ、「子どもにメガネをかけさせたくないので、ナイトレンズで治療できますか？」と親のこだわりだけで、この治療を選ぶのは考えものです。

お子さんにも意思があり、中には、夜レンズをして寝るよりもメガネの方がいいというお子さんもいます。

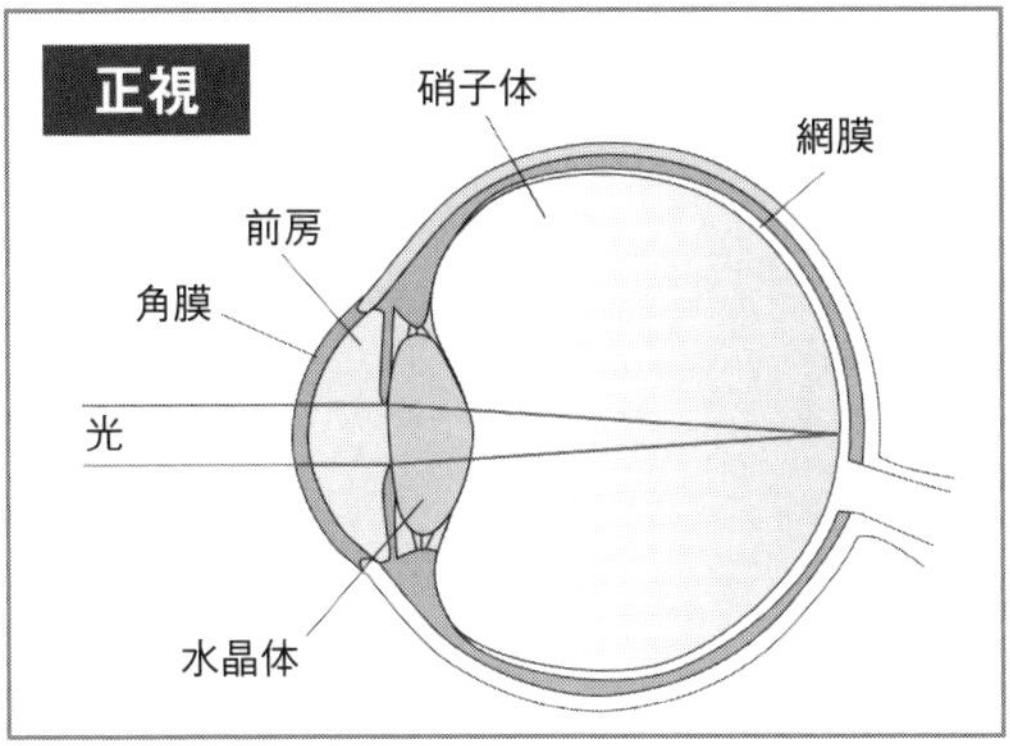

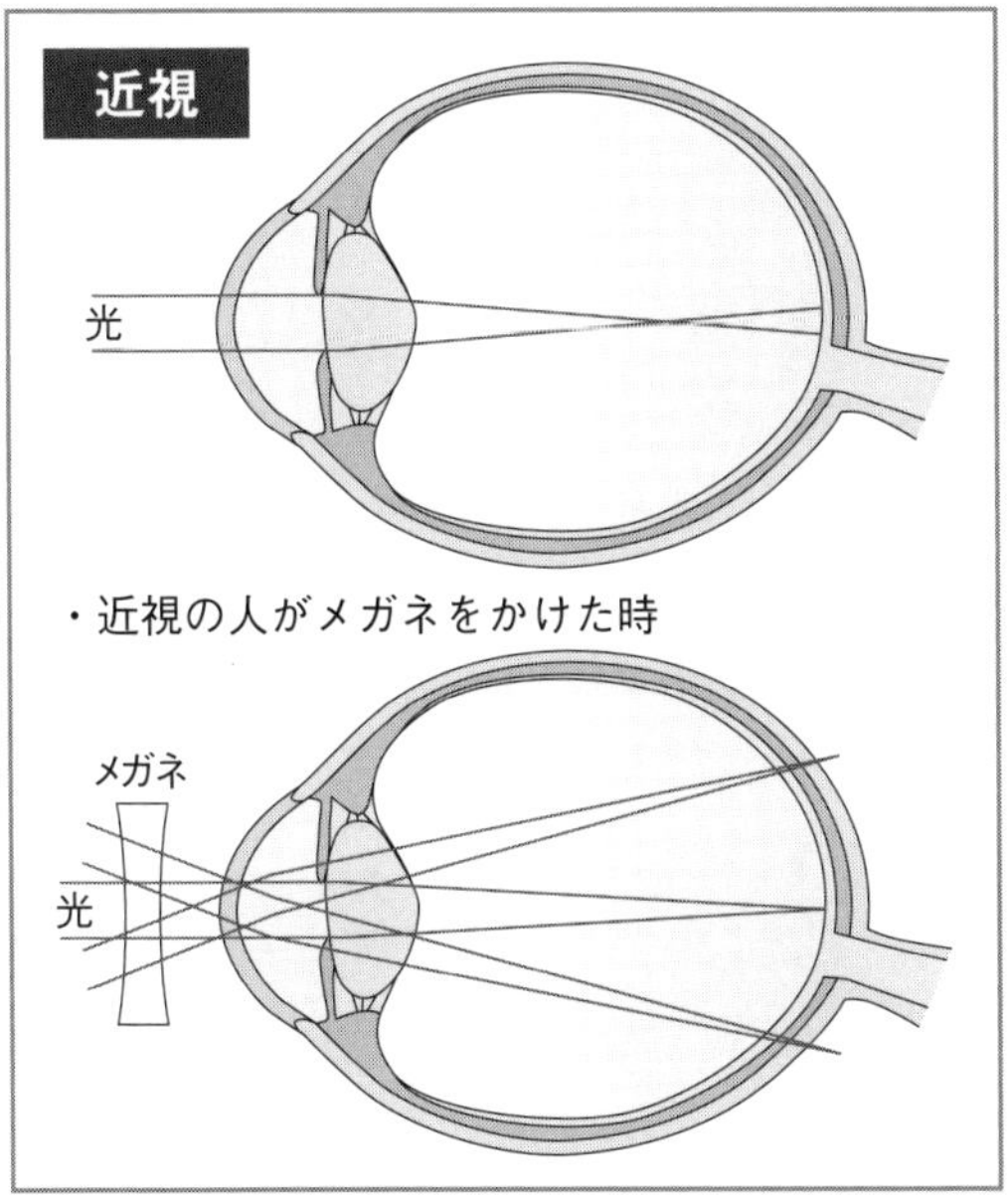

図12　正視・近視・メガネをかけた時の焦点

高品質で話題の日本製ナイトレンズ

さて、ナイトレンズですが、日本では現在、厚生労働省の承認を得た三社のオルソケラトロジーのレンズが販売されています。

そのうちの一つは日本製で、東レの素材を使用したユニバーサルビュー社製「ブレスオーコレクト®」です。

このレンズは、日本人の角膜の形に合わせて国内で作られたレンズであり、非常に薄くて酸素の透過性がよい、しなやかで割れにくい、洗浄しやすいなどの長所を持っています。

実は「ブレスオーコレクト®」は、一〇年以上前に、ある優秀な日本のレンズ設計士が日本人の眼球の直径やカーブを入念に計測し設計したものです。

しかし、当時は日本のどこのメーカーも取り合ってくれなかったため、彼はアメリカのメーカーに製造を依頼し、それを医師が個人輸入して使用していました。

つまり、そのレンズは知る人ぞ知るレンズであり、彼が設計したレンズの真価をわかっている人たちだけが使っていたレンズだったのです。

ところが、それから一〇年が経ち、オルソケラトロジーの治療がだんだん世界に広まってくると、東レがこのレンズに着目しました。

こうして世界一を誇る日本の素材技術とレンズメーカーがうまくマッチングして、国内で製造されるようになったのがこの「ブレスオーコレクト®」です。

さすが、メイドインジャパン！　といえる質の高いレンズなので、私のところでは主にこのレンズを使用しています。

子どもの視力低下には「通電治療」

お子さんの視力低下に気づいたら、できるだけ早く眼科の診察を受けるようにしてください。

一過性の調節緊張（仮性近視）であれば目薬で治ります。

もし、近視の初期であれば「通電治療」も効果がある場合があります。目の周囲の筋肉の緊張をほぐしたり、血行が促進されます。痛みもなく、外来での治療が可能です。

この通電治療で、低下した視力が戻り、メガネをかけなくてすんだお子さんもいます。

ただ、すべてのお子さんに確実に効果があるわけではなく、どうしても近視が進んでしまうケースもありますが、治療を受けてみる価値は大きいと思います。

いずれにせよ、この通電治療はまだあまり知られていないようなので、お子さんのいらっしゃる人はぜひ知っておいた方がよいと思います。

なお、そうした治療を受けながら、教室の後方の席で前が見えにくければ、メガネをかけるのではなく、席を前に替えてもらうように先生に相談するなど、学校での環境も見直してみましょう。

さらに進んでしまった近視の場合は、メガネ、コンタクトレンズ、ナイトレンズのどれを用いた治療にするか、親子と眼科医の三者で話し合って決めることになります。

先日、

「最近、この子はテレビを見る時、画面に寄っていくんです。近視でしょうか?」

と八歳の男の子がお母さんに連れられて来ました。

視力を調べてビックリしました。

「〇・一しかないですよ」

と言うと、お母さんも驚いて

「え〜ッ！」

そこまで視力が落ちているとは、まったく気づいていなかったのです。


子どもの近視は、たった一年でも驚くほど進みます。

道を歩いている時、ビルの窓から外の景色を眺めた時、車に子どもを乗せた時など、

「向うのビルの看板の文字、読める？」

「あの信号のところには、何て書いてある？」

などと、日頃から子どもに聞いてみるようにしてください。


日頃からの目のチェックは重要です。

ナイトレンズQ&A

参考までに、以下ナイトレンズに関するQ＆Aをあげておきます。

Q　効果が出ないことがありますか？

A　マイナス六・〇〇D以上の強度近視の人がナイトレンズを使った場合、近視が軽く

なっても視力は十分に回復しないことがあります。また睡眠時間が十分にとれない人は、完全な効果が出るまで日数がかかることがあります。また、一日六時間ほど装用すれば効果が現れますが、装用の仕方によって効果には差が出ます。

Q　毎晩つけて寝ないとダメ？

A．近視の強さや年齢によって、装用の頻度は異なります。慣れてくれば一週間に二～三回だけでよい人もいます。

Q　痛みはありますか？

A　就寝中に装用するので異物感が少なく、いままでハードコンタクトレンズが使用できなかった人や、初めてコンタクトレンズを装着する人でも使用できます。特殊な形状のハードコンタクトレンズを利用するため、初日はゴロゴロとした異物感を感じるかもしれませんが、二日目、三日目と角膜が矯正されるにつれて異物感はなくなります。もし痛みを感じて涙が出るようであれば、大量の涙は矯正効果を弱めてしまうので、我慢せずに眼科医に相談をしてください。レンズの異物感によって、お子さんが治療をやめたがるケースはほとんどありません。正しく装着すれば翌朝には矯正効果が現れるので、お子さんには「見える」という感激の方が強く、異物感は気にならなくなるようです。

Q　費用はどれくらい？

A　オルソケラトロジーは健康保険適用外なので病院によって費用は異なりますが、通常は両眼で十五〜二〇万円前後です。コンタクトレンズとしては高額ですが、これはナイトレンズが処方されて治療が終わるわけではなく、定期的に眼科に通って視力が変わっていくのを検査する必要があるためです。私が院長を務めるクイーンズアイクリニックでは、三カ月までの定期検査代込みで両眼で十五万円です。ナイトレンズの耐久年数は約二〜三年間。使い捨てコンタクトレンズを同じ期間使用した場合とほぼ同額になります。

Q　ドライアイでも大丈夫？

A　就寝中に装用するので、医師の管理のもと、涙の少ない人や目の乾きやすい人でも大丈夫です。

Q　合併症はありますか？

A　この治療特有の合併症の報告はありませんが、使い方を守らなかったりレンズケアを怠ると、通常のコンタクトレンズと同じようなトラブルが起こる可能性があります。特に感染症は、成長期の目には大敵なので、そうしたトラブルを未然に防ぐため、調子がよくても定期検査は必ず受けてください。

第四章｜レーシックで快適な裸眼生活に

一〇分の手術で裸眼生活に

レーシックは現在、メガネ、コンタクトレンズと並ぶ第三の視力矯正方法となりました。レーシックとは何か。一言でいえば、レーザーで目の角膜のカーブを変える手術です。カーブを変えることによって光の屈折を変え、近視、遠視、乱視を治します。レーシックに使うレーザーは非常に精度が高く、一〇〇〇分の六ミリの単位で角膜を削ることができます（図13）。

手術といっても、麻酔は目薬だけで、レーザーを照射するのは一分以内、手術時間は両目で約一〇分ほどです。手術中、痛みを感じることはほとんどありません。歯の治療のような「イタッ！　イタタタ」という心配はまったくありません。

手術の後、回復室で一〇分ほど休憩をしたら終了。保護用のメガネをして帰宅することができます。

レーシックの手術を受けると、視力〇・一の人が翌日には一・二くらいまで見えるようになります。視力の回復が早いので仕事を何日も休まずにすみ、手術後に何日も目が見えなくて生活に困るようなこともありません。

近視、遠視、乱視に対応する方法としては、長い間メガネやコンタクトレンズが使われてきましたが、ギリシャのパリカリス博士がレーシックを開発し、一九九〇年に世界初のレーシック手術がギリシャで行なわれました。

裸眼ですぐに見えるようになるという革命的な近視治療法として、レーシックの技術は爆発的に世界中に広がりました。日本に導入されたのは、一九九〇年代の半ばです。

長年、メガネやコンタクトレンズなしでは生活できなかった人たちが、レーシックを受けた翌日からメガネやコンタクトを手放し、裸眼で見える自由さと快適さを手に入れています。

ちなみに、私もその一人です。

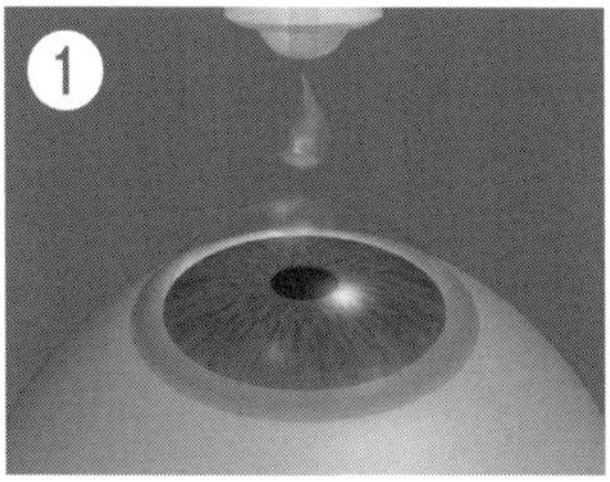

ベッドに横になり、麻酔薬を点眼します。

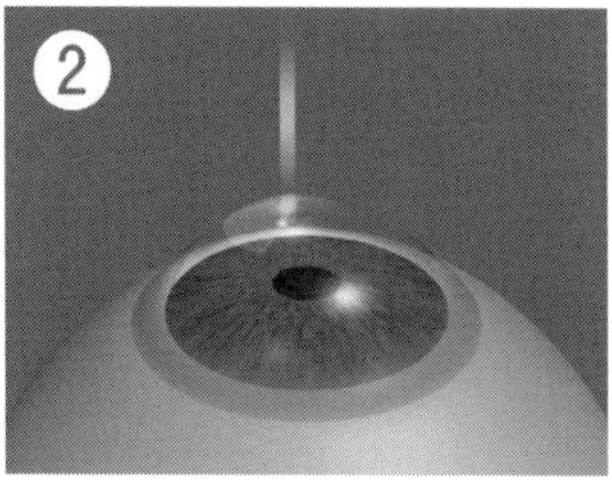

イントラレースレーザーで、フラップを作成します。レーザー照射時間は、片眼約15秒です。

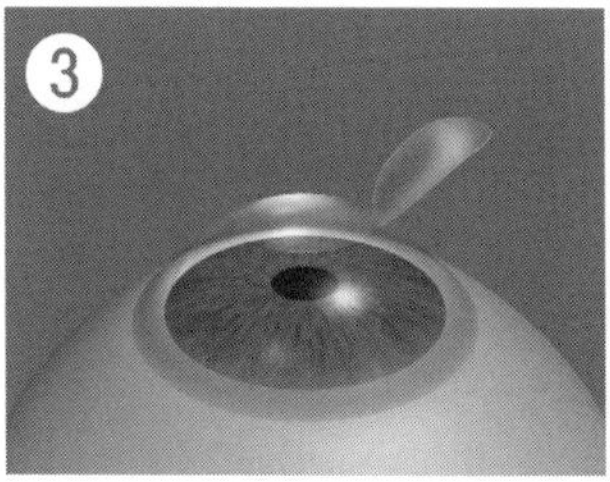

フラップをめくります。

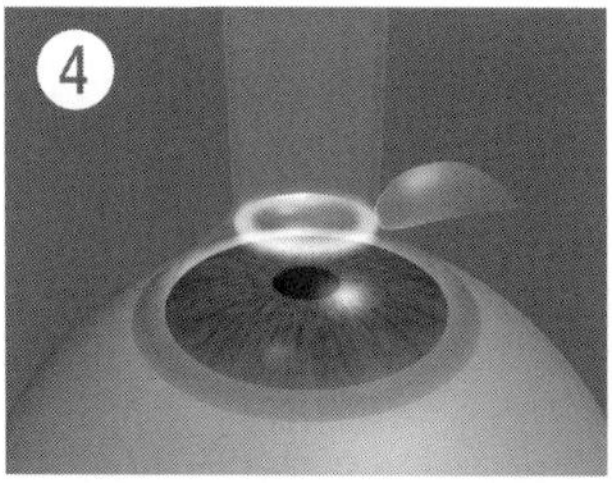

エキシマレーザーを照射し、角膜を削ります。照射時間は矯正度数によって変わります。

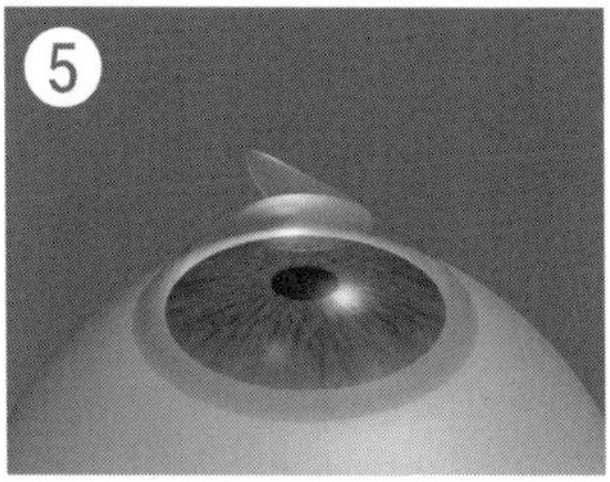

フラップを戻して、角膜をきれいに整えます。

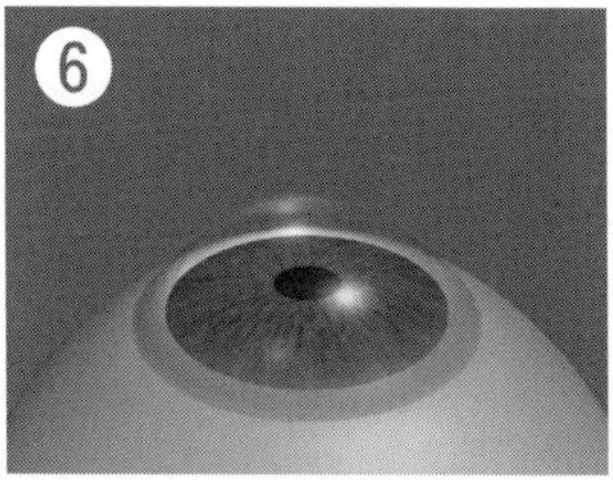

フラップを自然に定着させます。診察後、回復室で約10分間休憩をとって終了です。

図13　レーシックの手術方法

メガネについていえば、同じ度数のメガネを一〇年間かけ続ける人はほとんどいません。普通は二～三年すると度が合わなくなってメガネをつくり替えます。

ところが、レーシックは視力の安定性がよいので五年、一〇年経っても見え方に大きな変化はなく、運転免許は裸眼で更新できるでしょう。

また、コンタクトレンズは、長期間使用していると角膜内皮障害の原因になることが指摘されていますが、レーシックは長期（二十五年）にわたる安全性が確認されています。

角膜の内側の内皮細胞はもともと酸素が欠乏しやすく、再生する能力がないので、歳をとると誰でも角膜内皮の数（密度）が少しずつ減っていきます。

コンタクトレンズを付けると角膜の表面が空気に触れないため、酸欠が進んで内皮細胞はさらに数が減り、角膜障害を起こしやすくなるのです。

内皮障害は自覚症状がないまま進行するため気づきにくいのですが、症状が進むと角膜の透明性を保てなくなり、視力低下を引き起こし、失明状態になる危険性もあります。

レーシックでピンボケの目とさようなら

そもそも日本人に多い近眼とは、どんな目の状態なのでしょう。

また遠視、乱視とはどういう目の状態なのでしょう。

人間の目は、黒目の表面にある角膜と、その奥にある水晶体の二カ所で光が屈折して、映画館でいうとスクリーンにあたる網膜にピントが合う設計になっています。

このピントがピタッと合った状態を「正視」といって、遠くがクッキリ、ハッキリ見える目。いわゆる「目が良い」人の目です。

ところが、近視は、入ってくる光を強く曲げ過ぎたり（屈折性近視）、目の奥行きが長くなること（軸性近視）で、光が網膜よりも手前でピントを結んでしまう状態となります。

そのうち、目の奥行きが非常に長くなると、強度近視という状態になります。

それとは逆に、光が網膜よりもうしろでピントを結んでしまうのが遠視です。

「私は遠くがよく見えるから遠視なの」

という人がいますが、軽い遠視の場合、若いうちはピント調節の力で見ることができますが、加齢とともにピント調節の力が低下してくると、遠くもよく見えなくなってきます。

強い遠視の人は、若いうちからメガネをかけないと遠くも見えません。

乱視はちょっと難しいのですが、正視の目はサッカーボールのように丸いのに対して、乱視の目はラグビーボールのような形をしています。縦と横のカーブが異なるために、ピントが合わなくなるのが乱視です。

レーシックは、目の角膜のカーブを変えて、網膜にぴったりとピントが合うようにする治療です。

コンピュータとレーザーの技術により、この微細な治療が可能になりました。

痛みがほとんどなく視力がすぐに回復

レーシック手術では、まず角膜の表面を丸く切り取って、レーザー（エキシマレーザー）を照射した後にかぶせるふたを作っておきます。

ナイフや包丁で指をざっくり切ってしまった時、皮膚が残っていれば傷口は早くくっつきますが、皮膚がはがれて肉がむき出しになると、痛みが強くて傷も治りにくく、細菌にも感染しやすい状態となります。

それと同様に、角膜も表面を直接削るよりも、表面を残して中だけを削り、表面を元に戻すと、傷口が最小限に抑えられるため、痛みが少なく視力の回復も早いわけです。

先に述べたギリシャのパリカリス博士は、このことに気づいて、現在のレーシックの手術方法を開発したのです。


レーシック手術では、角膜を薄くそぐようにして、缶詰のふたのように「フラップ」と呼ばれる部分を作成します。缶詰のプルトップのふたを思い浮かべてみてください。トップの部分を引き上げると、パカッと取れる缶詰のふたです。あのようなふたを角膜で作っておきます。

この時、切り取った角膜を全部はがしてしまうと、戻す時にずれてしまうことがあるので、一部分だけくっつけたままにしておきます。

こうすると、ペラッとふたをめくった状態になり、戻す時も元の位置にぴったり収まります。


次にそのふたをめくったところにレーザーを照射します。

近視の場合は、レーザーで角膜のカーブを少し平らにします。そうすると網膜の手前で合っていたピントが、網膜の奥で合うようになるので近視が治ります。

遠視の場合は、黒目をレーザーで山形にします。すると、ピントが手前にくるようになるので遠視が治ります。

乱視は縦横の角膜のゆがみをレーザーで整えます。

近視、遠視、乱視、いずれの場合も、黒目の表面のカーブをどのくらい調整したら、その人にとって最もよく見えるようになるかコンピュータで分析され、その解析データにもとづいてレーザーが微細に角膜を成形します。

このレーザーは、もともとは角膜の治療のために開発されたものでした。

角膜の表面に濁りが出てしまう病気がありますが、その治療では濁った部分をこのレーザーで削り取り、角膜を透明にします。

その治療の際、角膜のカーブが変わるため、近視の人は近視が治ってしまったりすることから、レーザーで近視治療ができるのではないかと考えられ、治療法が研究されたわけです。

現在でも、一部に「レーシックは危険だ」、「よくない治療だ」といった、間違った情報が流布されていますが、レーシックは、れっきとした眼科の治療です。

ただ、レーシックはレーザーとコンピュータによって治療が可能になることから、眼科専門ではない医療施設がこの分野に参入し、いくつかの問題が生じてきました。

この問題については、後でまた解説しましょう。

目標視力は人それぞれ

レーシックでは、手術で回復される視力の目標を定めます。

視力一・五にしたければ一・五の目に、あるいは一・〇にしたければ一・〇に、と目標視力を定めて治療します。

しかし、重要なことは、最適な視力は人それぞれで異なるということです。

一人一人が本当に必要としている視力、見え方は、年齢やそれぞれの生活スタイルによって異なってくるのです。

適切な度数以上に強い矯正をすることを「過矯正」と呼んでいますが、過矯正を行うと遠くはよく見えるようになりますが、近くを見るととても疲れやすくなります。

新聞や本の文字を読む時、人間の目は自然に内側に寄ってきます。

ところが、過矯正の目は、力を入れて目を寄せないと近くにピントが合わないので、眼精疲労が起きやすくなります。


一例をあげてみましょう。

ある患者さんは、コンピュータ・エンジニアで、残業も多いという近視の三〇歳代前半の男性でした。

「レーシックで視力一・五くらいになりたいのですが」

「視力一・五だと、パソコンが見えにくくなります。コンピュータ・エンジニアなら、視力〇・八くらいの方が目が疲れませんよ」

彼の要望に、私がそうアドバイスすると、意外な返事が返ってきました。

「僕はサーフィンをやっていて、そのために平日働いているんです。コンタクトを海で何度も失くして……」

彼がレーシックを受けたい一番の理由は、そこだったのです。

「わかりました。そのかわり裸眼でパソコンを見ていると目が疲れるから、パソコン作業が長くなる時は度の弱い老眼鏡をかけて仕事をした方がいいですよ」

その人に最も合った視力は、年齢、職業、趣味、ライフスタイルなどによって異なってきます。レーシックを行う際には、医師が一人一人の生活の背景をよく理解して行わないと、術後の満足を与えることはできません。

最新のレーザーは目玉の動きを追尾する

レーシックを考えている人から、こんな質問がよくあります。

「手術中に、もし目が動いてしまったらどうなるんでしょう？　それが不安なんです」

現在のレーザー手術では、コンピュータが目をロックオンして、目玉が動いたら、その動きをコンピュータが、戦闘機に搭載されたミサイルのように正確に追いかけてくれます。

的を外すことはありません。

私がレーシック手術を受けた頃は、今のようにレーザーが目の動きを追いかけるシステムがありませんでした。そのため、医師が
「はい、こっちを真っすぐ見て～！」

と叫びながら、患者さんの目が動くとスイッチのペダルを素早く外す、といった技で対応していました。

ああ、もうすぐ目が動きそうだな、とわかるので問題はありませんでしたが、現在のシステムなら患者さんも私たち医師も安心です。

「目にメスが近づいてくるのが見えるんですよね？」

と怖がる人もいますが、メスは見えません。というよりもメスは使わないし、もちろんレーザーも見えません。

手術中は顕微鏡のライトを目に当てているので、ちょっとまぶしい光と、目印のライトしか見えないのです。

十八年前に私もレーシックを受けました

一九九〇年に世界初のレーシック手術がギリシャで行われると、その治療法は世界中に普及し、一九九五年にはＦＤＡ（アメリカ食品医薬品局）がレーシックを認可しました。

当時、日本の眼科医の間でもレーシックは大きな話題となっていました。ことに、坪田一男教授（現慶應義塾大学医学部眼科）をはじめ、角膜治療を専門とする医師達は、この治療がこれからの眼科医療において大きな役割を果たすと確信し、しっかりと導入していかなければならないという使命感を感じていました。かくいう私もその一人でした。

坪田教授の紹介で、私が眼科医の堀好子氏といっしょに当時サンタモニカで開業していたドクター・ケリーアシルのもとを訪れたのは、ちょうどその頃です。

ドクター・ケリーアシルは、アメリカでレーシックを行っている医師なら知らない人はいない存在で、大きな実績を上げていました。

彼は日本からやって来た我々に、第一線のレーシック手術を見せてくれました。

その手術は出血もなく、スピーディーに流れるように進んでいきました。

「なんてキレイな手術なんだろう」

と、私たちが引き込まれるように見ていると、手術はあっという間に終わりました。

そして回復室でしばらく休んだ患者さんは、

「ハーイ!」

と笑顔でドクターに手を振りながら帰っていきました。

正直なところ、驚いた、というより呆気にとられました。

「これが新しい時代の治療なんだ!」

そこで、私たちはたくさんのレーシック手術に立ち会わせてもらい、その技術を、まさに現場でトレーニングしてもらったのです。

そして最後に、私自身も手術を受けました。

当時、私は視力〇・一のひどい乱視で、中学生の時からメガネをかけていました。レーシックの手術とはどんなものなのか、その実態を自分の目で見てきたので、不安はまったくありませんでした。

さて、私の手術も他の患者さん達と同じように、麻酔の目薬が点眼されて始まりました。手術中に痛みを感じることはまったくありませんでした。

それよりも、

「よし、見てやるぞ」

と、メスが入る瞬間（当時は角膜をカンナのような器具で切開していました）を自分の目で見てやろうと一生懸命に目を見開いたのですが、真上から当てられた顕微鏡のライトがまぶしくて何も見えず、目に器具があてられて一瞬暗くなりました。

結局、私の手術もあっという間に終わってしまったのです。

忘れられない鮮やかな景色

その晩は、招かれていたドクターのいとこのホームパーティに行きました。

手術したばかりの目は、まだ視界が少しぼんやりとしてはいましたが、裸眼で行動でき

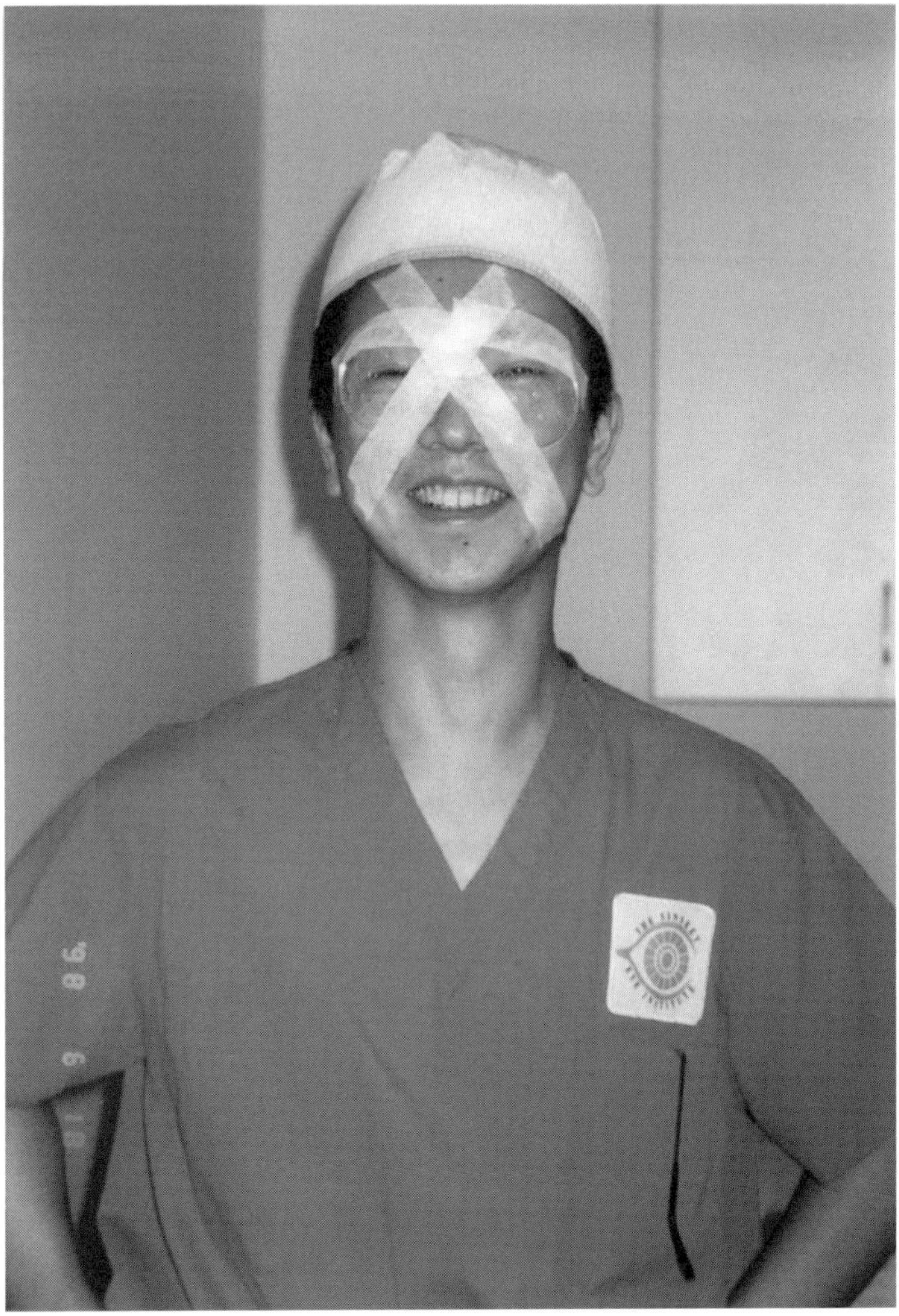

図14　レーシック手術の直後（著者）

るほどに回復していました。

ドクターが連れて行ってくれたいとこの家は、ビバリーヒルズにある素敵な家でした。その晩のパーティは、生まれ変わった私の新しい目を祝うパーティでもあったらしく、ドクターはメガネをかけていた私を見た時から、このパーティを計画していたようです。

パーティが終わって、サンタモニカで滞在していたホテル・シェラトンの部屋に戻り、その夜は何ごともなく眠りにつきました。

翌朝のことです。

目覚めて部屋のカーテンを開けた瞬間、私は息をのみました。

それまで見たことのない景色が、裸眼の目にくっきりと色あざやかに飛び込んできたのです。まばゆい陽射し、青く広がる海と空、長く続く海岸線……。

昨日までの景色とは、まるで違います。

「裸眼で見る外界は、こんなにも色あざやかな世界だったのか」

あの感動は、一生忘れません。

自分の眼科医療の原点といえる体験でした。

長いこと乱視で人知れず苦労してきましたが、メガネをかければ見えるからいいと私は思っていました。

しかし、裸眼で見る景色は圧倒的にすばらしい。そして、一人でも多くの人に、同じ感動を与えたいと思いました。

眼科医として、自分の進む道が見えた瞬間でもありました。

レーシックは本当に安全なのか

現在、レーシック手術はアメリカで年間一〇〇万件以上、日本でも多いときは年間四〇万件ほど行われていましたが、今は減少して一〇万件~二〇万件ほどと推計されています。

ところが、これほど普及した治療法であるにも関わらず、日本ではまだ「レーシックは危ないのでは」と思っている人が少なくありません。

こうした負のイメージを与えた原因の一つは、二〇〇九年に起きた銀座眼科の集団感染事件です。

この事件は、同じ医師としてまったく呆れる他ない、人道的に問題のある医師による事件でした。

手術の基本となる器具の消毒や、手袋も使用していなかったり、同じメス刃で何人もの患者の手術をしていたり、本当に信じられない事故です。

この事件を知った海外の眼科医の間では、「ん？　レーシックで感染症？　信じられない！」といった反応でした。そして、その原因が医師としてのモラルのなさによるものとわかった時、私は同じ日本人眼科医として、とても恥ずかしく思いました。

なお、この眼科は、ネットで治療費の安さをうたって患者さんを集めていたそうです。

ちなみに、私が手術を執刀している横浜の『みなとみらいアイクリニック』では、一九九九年の開業以来、感染症を起こした例はいうまでもなくゼロです。

私だけでなく、眼科専門医がお互いに信頼し合い、紹介ができるクリニックとして活動をしている『安心レーシックネットワーク』でも、レーシック手術における感染例はゼロです。

そもそも、本当に危険な治療であれば、私たち眼科医がこの治療を行うわけがありません。

また、ネットでは、「眼科医はみんなメガネをかけていてレーシックなんか受けていない」

などと書かれていることがありますが、そんなことはありません。

私自身、レーシック手術を十八年前に受けているし、私の周囲にもレーシックを受けた眼科医はたくさんいます。

もちろん、受けていない眼科医もいます。老眼世代では、レーシックをするメリットと、デメリットがあります。すべての人がレーシック手術をした方がよいというわけではありません。

必要な人が安全に手術を受けて、念願の裸眼生活を手に入れてもらえればいいのです。

問題はレーシックの質

また、この治療の問題を大きくしたのは、レーシックをビジネスにしようと考えた人たちが、若いスタッフを大勢集め、いっせいにレーシックを始めたことにもあります。

低料金でレーシックが受けられることをうたい文句に、派手な宣伝広告を打ち、ずらりと並べたベッドで、まるで工場生産のようなレーシック治療を始めたのです。

治療はマニュアル化され、年齢やライフスタイルに関係なく、一・五や二・〇の視力を目指す。それは手術成績を大きく宣伝するためのものです。

先にも述べたように、視力が上がればそれでいいというわけではありません。裸眼で遠くが見えるようになっても、近くが見えにくくなり、裸眼で一生懸命に近くを見ようとすると、眼精疲労や頭痛を引き起こします。

また、検査に初めて来院した患者さんに対してすぐその日に手術してしまう、という医療施設もありました。

本来、レーシックでは最初の検査から手術まで一定期間、時間を空ける必要があります。コンタクトレンズを使用している人は、コンタクトレンズで角膜の形が変わっている可能性があるので、角膜をいったんナチュラルな状態に戻す必要があります。

そして、目のデータに変化がないかどうかを、二度の検査のデータを比較して確認することも重要なステップなのです。

また、患者さんが、術前にどんな見え方をしていたか、術後にどんな見え方を希望するのか、年齢による老眼の影響も検討し、相談しながら、一人一人の手術計画を作成していくことも、レーシック手術における大事なプロセスです。

レーザーは、プログラムを入力すれば、自動で手術を行ってくれます。しかし、その手術以前の検査やカウンセリング、治療のプログラムを作成するという作業が実はとても大切なのです。

このことを、これからレーシック手術を受ける方にはぜひとも理解しておいてほしいと思います。


眼科専門医の施設ではないところでは、レーシック手術を施してはならない目（不適応の目）にレーシックをしてしまうという例もみられました。

乱視が単なる乱視ではなくて、円錐角膜という病気による乱視の場合や、角膜が薄い、斜位があるなど、医師は術前に目をきちんと検査して、レーシックとの適応性を見極めなければならないのです。


先に紹介した角膜治療の権威である坪田一男教授をはじめ、私たち角膜治療の専門医は、メディアを通じて「レーシックは角膜治療に詳しい眼科専門医のもとで受けてください」と懸命にメッセージを伝えてきましたが、一般の人々に有効に伝えるということは、なかなか難しいと感じています。

テレビや週刊誌も、有名人の名前を勝手に使って、売上や視聴率のアップのために、まったく事実と異なることをおもしろおかしく記事にしています。

また、インターネットが普及した現在、価格や症例数を派手に宣伝している施設の方が患者さんにとってはわかりやすく、選択しやすいという面があるようです。

なお、レーシック手術は正式名称を「エキシマレーザー角膜屈折矯正手術」といい、角膜を削るのに使われるエキシマレーザーは、二〇〇〇年に厚生労働省の認可を得ています。

レーシック難民にならないために

近年、「レーシック難民」が話題になりました。

レーシックを受けた後、何らかの異常が起こったり、症状が出ているのに、適切な治療が受けられないままになっている人達のことです。

繰り返すようですが、レーシックを行う際は、まず患者さんの現在の目の状態がレーシックを受けられる状態であるかどうかを入念に検査し、医師は一人一人の患者さんの仕事や生活スタイルをよく聞いて、治療後はどんな見え方が最適なのかを患者さんと十分に話し合わなくてはなりません。また手術後のアフターケアも責任を持って行わなくてはなりません。

患者さんの立場に立った場合、確かな技術を持った信頼できる眼科を選ぶことが、レーシックを安全に受けるための第一条件です。

海外では、角膜の手術は角膜の専門医しか行うことができませんが、日本の医療システムでは専門医でなくてもそれができてしまうところにも問題があります。

日本では、医師免許を持っていれば、眼科の臨床経験がなくても眼科の治療を行うことができるのです。

日本の医師免許には「科」の規制がありません。たとえば、私が明日から「産婦人科」の看板を出すこともできます。

山奥の村や離島などでは、一人の医師が内科でも眼科でも整形外科でも、何でも診なくてはなりません。

医師免許があればどんな科の治療もできるというシステムは、地域医療に貢献するホームドクターという側面では必要だともいえます。そうした観点からは、一長一短といえるでしょう。

しかし、昨今問題になっている内視鏡手術などもそうですが、専門的な技術や知識を必要とする手術では、本来は専門医のきっちりとした制度が必要だと私は思います。

手術のような高度な専門知識や技術が必要な医療は、その分野を熟知していて、経験を積んだ専門医にしてほしいと誰もが望むはずです。

安全に手術を受けるために、信頼できる専門医を選びたい。レーシックに関しても、まったく同様でしょう。

先に述べた『安心レーシックネットワーク』は、同名のホームページを設けています。

ここでは、レーシックを考えている人が不安な気持ちでクリニックを探すことがないように、レーシックを行っている全国の大学病院と眼科専門医の施設名、医療施設選び、治療の基礎知識など、レーシックに関する正しい情報を提供しています。

レーシック手術を考えている人は、ぜひ一度『安心レーシックネットワーク』のホームページを開いてみて参考にしてください。

また、同サイトでは、レーシックを受ける前に確認してほしい「一〇のチェックリスト」をあげています。ぜひこちらも参考にしてみてください。


私たちがレーシックを日本に導入して約二〇年が経ち、現在では全国で眼科専門医によるレーシックが受けられるようになりました。


メガネ、コンタクトレンズ、レーシック、何を選ぶかはそれぞれの選択ですが、コンタクトレンズが開発されたばかりの頃には、

「あんなプラスチックを目の中に入れたら失明する」

と、眼科医の間でもいわれていました。そのコンタクトレンズも、今では世界中で使われています。

おそらく、レーシックも同じ過程をたどっていくのでしょう。

いずれはメガネやコンタクトと並ぶ、ごく一般的な目の治療法の選択肢になっていくと思います。

大学病院と眼科専門医の
レーシック

安心LASIK
ネットワーク
safety-lasik.net

高精度のアイデザイン、アイレーシック

自慢めいて恐縮ですが、手術のクオリティにとことんこだわる私は、レーシックでも最高品質のシステムをそろえています。

通常のレーシックを既製品としたら、オーダーメイドのレーシックといえるのが「カスタムレーシック」です。

カスタムレーシックにもいろいろありますが、そのうち以下の三つのシステムを駆使して行うカスタムレーシックのことを「アイレーシック」と呼んでいます。

アイレーシックは、安全性はもちろん、見え方の質の高さが研究によって証明され、今までレーシック手術を受けることが認められていなかったパイロットや宇宙飛行士も受けることができる唯一のレーシックです。

二〇〇六年十二月に米国国防総省が戦闘機のパイロットに、二〇〇七年九月にＮＡＳＡ（航空宇宙局）が宇宙飛行士に、カナダでは二〇〇九年二月に戦闘機パイロットに承認しています。

戦闘機のパイロットにとって、視力はヘルメットと同様、自分の命を守るための重要な装備品ということができます。

戦闘能力を高めるためにも、良い視力は必要です。現在、アメリカでは陸海空の兵士にレーシックを認め、一部では無料で兵士にレーシックを受けさせています。

また、NASAの宇宙飛行士も、高度な教育やトレーニングを受け、あとは宇宙船に乗るばかりだったとしても、視力不足と判断されると地上勤務に戻されることになってしまいます。これはNASAにとって大きな才能の損失ともいえます。

こうした視力不足というハンディキャップがレーシックで解決できるのです。NASAが宇宙飛行士にレーシックを認めるようになったこともうなずけます。

私がレーシックを受けた十八年も前の技術でさえ、私は最高の視力を得られたと思っているし、その感動の大きさは先に述べた通りです。視力は今もまったく変化ありません（老眼は少し出てきましたが）。

現在、その技術は様々な面でさらに進化して高精度なものになっています。

老眼世代のレーシック

さて、二章でも少し触れましたが、四〇歳半ばを過ぎると老眼症状が出てきて、近くの細かい文字が見づらくなってきます。

軽い近視があるけれど、今かけているメガネを外すと手元の文字が楽に読める、という人は、レーシックをしないで今の状態を保つことも、ひとつの選択です。

しかし、コンタクトレンズをしている人は、メガネのように簡単に付けたり外したりができません。やがてそのコンタクトレンズの上から老眼鏡をかけることになります。

メガネやコンタクトレンズがないと一日が始まらない、というほど近視や乱視がある場合は、レーシックを検討する価値は十分にあるでしょう。

自然災害の多い昨今、自身の身を守るためにも、家族を守るためにも、裸眼である程度見える、行動ができるということは、非常に重要なことだと再認識されています。

眼内レンズ治療のところで紹介しますが、実際に、視力治療を受けていて本当によかった、命が助かった、という人もいるのです。

ただ、遠方に視力を合わせると、どうしても近くが見づらくなります。

少し弱めの遠方視力、たとえば遠くを〇・八くらいにすることも方法のひとつですが、左右の視力に差をつける「モノビジョン」も、生活を快適にするための選択肢です。

たとえば、遠方の視力を、利き目は一・〇か一・二くらいに合わせて、もう一方の目を〇・三か〇・四くらいに設定します。

コンタクトレンズでシミュレーションができるので、しばらくの間、使い捨てコンタクトレンズで試してみて、よいと感じたらレーシックでその状態にします。

長時間細かい文字を読む時は、近くを見やすくするメガネを使用した方が目の疲れを防ぐ上でもお勧めですが、遠くを見たり、近くを見たり、といった時に、老眼鏡に頼らずに生活ができるため、大変便利です。

レーシックの費用

レーシック治療には保険が適用されません。全額自費の診療となります。

私がレーシックを行っている『みなとみらいアイクリニック』では、レーシックにも様々な種類がありますが、およそ、片眼で二〇万円～二十五万円、両眼で四〇万円～五〇万円です。

さて、この治療費、みなさんは高いと思いますか？

国民皆保険制度があり、これまで常に低い医療費負担で治療を受けられてきた日本では、やはり高いと感じてしまうのは無理のないことと思います。

レーシックは設備にとてもお金がかかります。レーザーは一台五〇〇〇万円～六〇〇〇万円もする高額な設備です。

また、機器を正確に安全に使用するための定期的なメンテナンスにも、年間で四〇〇～五〇〇万円の費用がかかります。

それだけでなく、使い捨ての器具もあります。

専門知識とキャリアを備えた検査スタッフやナースなどの人材も必要です。

私たち眼科医も、常に新しい情報を入手して、機器のバージョンアップなどにも対応していくことが求められます。

ネットで低料金の手術をアピールして患者さんを集めている施設がありますが、本来レーシックはそんな金額でできる治療ではありません。

何かを切り落としていかなければ、安価な治療はできないし、実際は古い治療方法を安く提示して患者さんを集め、いろいろな説明を聞いているうちに結局は金額がどんどん上がっていく、というような普通の医療ではちょっと考えられないシステムの施設もあります。

大切な目の手術です。治療費は、自分の生活の質を大きく変えるための投資だと考えてみてもよいのではないでしょうか。

なお、皆さんが任意で加入している医療保険の中には、レーシックも手術のひとつとして手術見舞金が支払われるものがあります。保険会社に問い合わせてみるとよいでしょう。

レーシックができないほどの強い近視は新型の眼内レンズで治す

コンタクトレンズは目の表面にのせますが、手術で目の中に入れてしまうレンズがあります。「フェイキックＩＯＬ」と呼ばれるレンズです。

このレンズは、白内障の治療に用いるレンズと似ています。白内障の治療で入れる眼内レンズは水晶体を取り出して、その代わりに挿入するものですが、近視を矯正するレンズは水晶体は取り出さないので「有水晶体眼内レンズ」とも呼ばれます。

レーシックによる近視の矯正には限度があります。角膜の健康のために、これ以上削ってはいけないという限度があるのです。

ですから、近視がとても強い人、角膜が薄い人など、レーシックができない人には、この目の中に装着する眼内レンズを用います。このフェイキックIOLを用いた手術によって、近視・遠視・乱視を矯正して裸眼で生活することができるようになります。

また、レーシックがぎりぎり適応と診断された場合でも、近視が強い人は角膜を削る量が多くなるため、見え方の質が低下する場合があります。そのような人には、私はフェイキックIOLを使った治療を勧めています。

コンタクトレンズと違って、フェイキックIOLは目の中で異物感を感じることはなく、メンテナンスも必要ありません。

また、将来的にレンズの劣化による交換等も必要ないので、いわば一生使えるレンズといえます。

「目の中にレンズを入れる」と聞くと、抵抗を感じる人もいるでしょうが、手術時間は片目につき十五分前後で、フェイキックIOLの手術を受けたほとんどの患者さんは、

「思ったより早く終わって怖くなかった」

「こんなによく見えるなら、もっと早く受ければよかった」

などとおっしゃっています。

裸眼で見えたから命が助かった！

フェイキックＩＯＬで強度の近視を治した患者さんの中に、二〇一一年三月一一日の東北大震災で津波に遭遇された男性がいました。

「濁流の中でおぼれそうになった時、向こうから一本の折れた木が流れてくるのが見えたんです。その木にしがみつけたから助かった。手術をする以前だったら、今、僕はここにいないでしょう」

災害時には、裸眼で見えるか見えないかが生死を分かつこともあります。

彼はフェイキックＩＯＬの眼内レンズを入れる前は毎朝、目が覚めると、まず手探りで枕もとのメガネを探さなくては、家の中も歩けなかったほどの強い近視でした。

被災されたことは本当にお気の毒ですが、「命が助かったのは目のおかげだ」と聞くと、手術をさせていただいてよかったと私は心から思いました。

なお、被災地では、コンタクトレンズを常用されている人も大変な思いをされました。着の身着のままで避難所に着いたものの、水がなくてコンタクトが洗えず、一カ月もの間レンズを装着したままで、ひどい角膜障害を起こした人もいました。

メガネやコンタクトレンズは、松葉杖と同じであくまで補助用具です。自分の身体そのものの能力を高めることには大きな価値があります。裸眼で見えることは、サバイバルの第一条件といえます。

近視が強いほど裸眼で見えた時の感動は大きい

近視が強い人の場合、日々の生活は本当に不自由です。

メガネだと矯正しきれなかったり見えづらさが出るため、コンタクトレンズを使うことが多くなります。けれども、コンタクトレンズも常用するとドライアイになってしまい、痛みが出たり充血したりと、苦労されている人はたくさんいます。

近視や乱視が強いと、コンタクトレンズでも矯正しきれないし、また、ドライアイも併発してしまい、見え方の質が低下します。

その点、眼内レンズは、とても質の高い見え方を実現してくれます。

フェイキックＩＯＬを用いた治療で裸眼で見えるようになると、みなさん例外なくとても感動されます。

「コンタクトレンズで見ていた景色と見え方が違う。まるで３Ｄ映画みたいです」

とおっしゃる人もいますし、

「色が違います。ものすごく鮮やかに見えます！」

とおっしゃる人もいます。

フェイキックＩＯＬには前房型と後房型の二種類のレンズがあります（図15）。『みなとみらいアイクリニック』では、一九九九年から前房型の手術を開始し、二〇〇八年八月から後房型のレンズも導入しました。

どちらのレンズの方が優れているということはなく、それぞれに特徴があります。術前の検査で目の形やデータを確認し、その人の目に適したレンズを選びます。

前房型のレンズは、角膜と虹彩の間にある前房という場所に挿入し、虹彩に固定して使うレンズです。

後房型のレンズは、虹彩と水晶体の隙間に入れる、極薄のコンタクトレンズのような形

前房型レンズ

前房型フェイキックIOLは、オランダのオフテック社製です。アルチザンは1978年から海外で使用されており、2004年9月にアメリカのFDA(アメリカ食品医薬品局)の認可を得ています。アルチフレックスは、2005年より使用されている現在の主流レンズです。

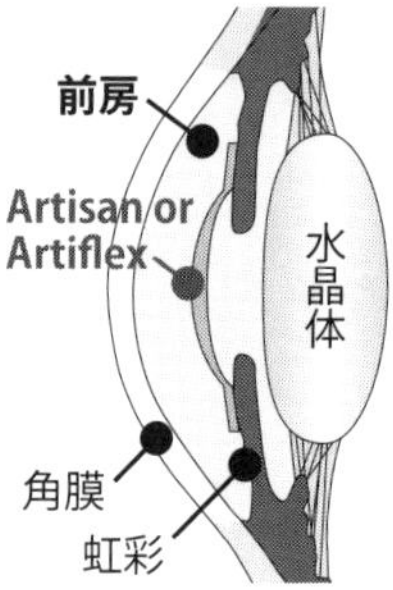

Artiflex® アルチフレックス

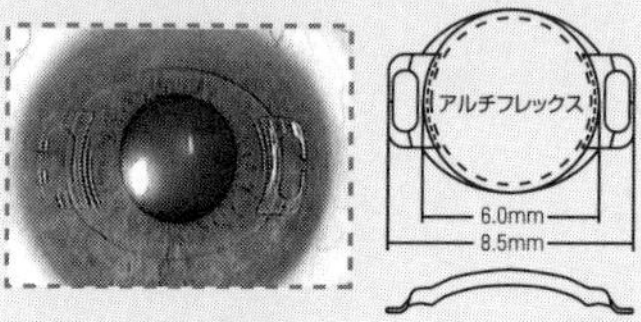

・シリコーン製で柔らかい
・レンズ挿入時の切開が小さいので、縫合は不要

■近視用
S−2.00〜−14.50D
■乱視用
S−1.00〜−13.50D
C−1.00〜−5.00D

Artisan® アルチザン

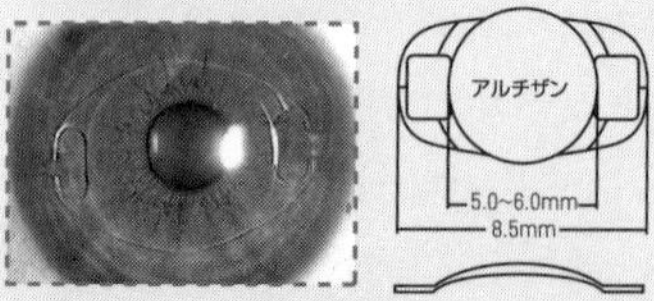

・PMMA(アクリル樹脂)製で硬い
・レンズ挿入後、切開面の縫合が必要
・抜糸をするまで一時的に乱視が出る場合がある
・手術は1〜2週間あけて片眼ずつ行う
・アルチフレックスで対応できない度数や目の形状の場合に使用する

■近視用
S−1.00〜−23.50D
■遠視用
S+1.00〜+12.00D
■乱視用
S+14.00〜−23.00D
C−1.00〜−7.50D

図15　フェイキックIOLの種類（前房型レンズ）

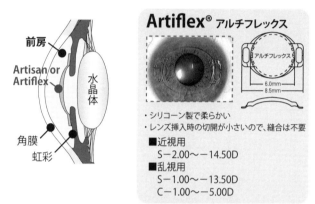

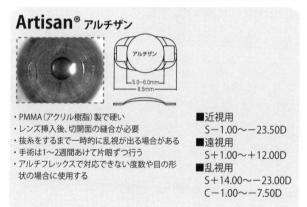

後房型レンズ

ICLは、アメリカのスターサージカル社製です。1997年にヨーロッパCEマークを取得し、2005年12月にFDAの認可を得ています。日本国内でも、2010年2月に厚生労働省が有水晶体後房レンズとして承認しました。世界で30万件以上の手術実績があります。

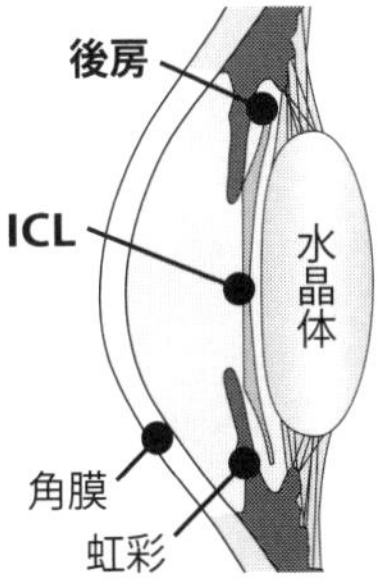

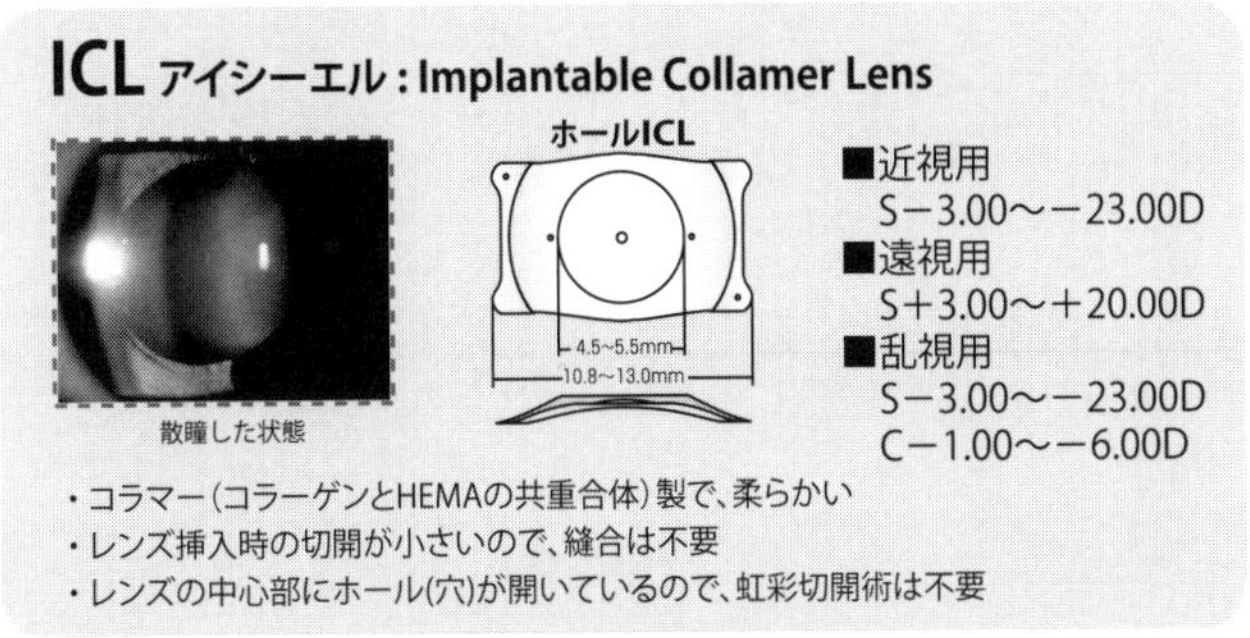

図16　フェイキックIOLの種類（後房型レンズ）

をしています。

どちらのレンズも、見え方の良さに変りはありません。

手術前の検査で、目の中のスペースや形などを計測して、無理なく入る方のレンズを選択します。


ヨーロッパでは一九八六年から前房型フェイキックIOLの手術が行なわれており、アメリカでは二〇〇四年九月に日本の厚生労働省にあたるFDAの認可を得ています。

『みなとみらいアイクリニック』ではこれまでに、前房型レンズの手術を八八七件、後房型レンズの手術を二一四件行っています（いずれも二〇一六年十一月二十八日現在）。

第六章　「かすみ目」を治す！

失明につながることもある「かすみ目」

モノが見えにくい、ピントが合わない、ぼやけて見える、いわゆる「かすみ目」の症状は、目が疲れているせいだと軽視されがちですが、ときには重大な目の病気が隠れていることもあるので注意が必要です。

かすみ目の主な原因としては、先に解説した「白内障」によるもの、近年はコンタクトレンズの不調やドライアイ、近くばかりを見続けることからピント調節に障害が出てくる、といったものがあげられます。

白内障は、すでに解説した通り、目の中のレンズの水晶体が白や黄色に濁ってくるために視界がかすんできます。

コンタクトレンズによるかすみ目は、涙がレンズに吸い取られて蒸発してしまい乾燥してくることによるものや、コンタクトレンズに汚れが付着して生じるものなどがあります。

コンタクトレンズをそのまま使い続けていると角膜に傷がつき、その傷から細菌や微生物が入り込んでしまうと、感染性角膜炎という重篤な病気になり、失明することもあります。

「また、先生、脅かすんだから」

という若者がいますが、これは本当の話です。

角膜移植でなんとか視力を取り戻したという例は少なくなく、眼科医会もホームページで注意を呼びかけています。

ということで、コンタクトレンズを使用している人は、少なくとも一年に一回は眼科で目とレンズの状態を検診するようにしてください。

急増する「スマホ老眼」とは？

スマートフォンやパソコンなど、近くの画面を長時間見続けたりすると、ピント調節をしている毛様体の筋肉が緊張し続けて、痙攣を起こしたり固まってしまったりします。

足にたとえてみれば、ずっと中腰で作業をしているようなもので、太ももの筋肉がプルプルと震えてきたり、固まってしまいますね。同様のことが目でも起きるのです。

こうした状態になると、画面から目を離して遠くを見ようとしても、毛様体筋がスムーズに動かずピントが調節できません。そして、どこもかしこもピンボケな状態に、ということになります。

そして、若い人でも、夕方には目がまるで老眼のようになってしまいます。

これが近頃話題の「スマホ老眼」と呼ばれる症状ですが、正しくは「調節緊張による調節障害」という障害です。

「スマホ老眼」は、しばらくスマホを使用するのをやめれば改善しますが、毛様体筋が凝り固まって痙攣を起こしてしまうと、すぐには元に戻らないことがあります。

その時は、眼科で緊張をとる目薬を点眼して、緊張をとります。

けれどもその時は治りますが、同じ生活を続けていたら、またすぐに再発してしまいます。

一時期、「ＶＤＴ症候群」という症状が問題となりました。ＶＤＴとは、Visual Display Terminal（ビジュアル・ディスプレイ・ターミナル）の略で、パソコンなど画面表示装置を備えたコンピュータ機器のことです。

オフィスでパソコン作業を長時間していると、近くを見続けることにより目のピント調節をする毛様体筋に負担がかかります。また、瞬きが減ることから涙が不足してドライアイになります。さらに、体も動かさないため、肩こり、頭痛にも発展して、ひどくなるとうつまで引き起こす。これがＶＤＴ症候群と呼ばれるものです。

現在、スマホの普及によって、オフィスのみならず学生や主婦、そして子供たちにまで、スマホ老眼の危険にさらされているといえるでしょう。

スマホやケータイは手に持って見るため、パソコンよりもさらに近い距離で見ます。しかも、電車の中、公園のベンチ、家のリビングやベッドの中にまで持ち込むことができて、いつでもアクセスできるという利便性とは裏腹に、目にとっての危険性を持ち合わせています。

目の疲れのみならず、不眠やうつを引き起こしたり、スマホへの依存性は社会問題となっています。

目の疲れを感じたら、スマホをお休みしましょう。

特に、お子さんのスマホ依存には親御さんが十分注意を払ってあげてください。

なお、かすみ目は「目の病気のサイン」であることもあります。それが、緑内障や糖尿病（糖尿病網膜症）など、放置すると失明にもつながる危険な病気のサインである場合もあるのです。

時々、こんな患者さんもいらっしゃいます。

「歳だから白内障でしょ。白内障は手術すれば治りますよね。そろそろ手術ですか？」

患者さんが自分で勝手に白内障だと思い込んでしまっているのですが、実は他の病気がかなり進行してしまって手遅れになっていた、ということがあります。

ともかく、自己診断は禁物です。不具合、不調を感じたら、きちんと眼科で診断してもらってください。

ドライアイは視力低下や視力不良の原因となる

ドライアイになると、涙不足で目が乾燥し傷つきやすくなります。そして、重症になると目の表面に無数の傷がつくことがあり、その症状として目のかすみが現れます。

「自分は涙が出るから、ドライアイではない」と思っている人も多いのですが、泣いた時に出る涙と、常に目の表面を覆って目の健康を守っている涙とは別物です。

涙には様々な成分が含まれていて、角膜や結膜の細胞に栄養を届けたり、不要になった古い細胞を洗い流すという役割があります。

目の表面には、涙を定着させるためのノリのような役目をするネバネバ物質である「ムチン」が分泌されて、涙をしっかり保持しています。

また、まぶたのまつ毛の生え際にある分泌腺からは脂が分泌されて、それが涙の表面を覆ってきれいな油膜をつくります。

こうして涙はとてもきれいな曲面の膜となり、目の表面を守るだけでなく、レンズをツルツル、ピカピカに仕上げて、クリアな視力を実現します。

涙が不足すると、ムチンや脂も不足して、きれいな涙の層がつくれなくなります。その結果、目の表面がデコボコになり、汚れたレンズでモノを見ている状態になります。

これが、ドライアイによるかすみ目の正体です。

ドライアイの予防には、瞬《まばた》きの回数を意識的に多くして、涙の分泌を促すことも大切です。

室内の乾燥に注意して、乾燥し過ぎているようであれば、保護用のメガネを使用すると効果的です。

また、『ジンズモイスチャー』というドライアイ予防のメガネがありますが、これはサイドパネルに水を充填できるようになっていて、保湿効果があります。

その他、時々温かいおしぼりで温シップするのもよいでしょう。血行を促進するだけでなく、脂の分泌をスムーズにして、ドライアイを改善します。

こうしたセルフケアで改善しないドライアイは、眼科でしっかり治療しましょう。ムチンの分泌を促す目薬や、目の表面の傷を治療する目薬など、とても良い点眼薬があります。

涙が本当に少ない人には、目頭にある涙の排出口をふさいで涙を溜めたり、自分の血液から涙をつくって点眼する血清点眼の治療などもあります。

ところで、レーシック手術の後で一時的にドライアイの症状が出ることがあります。それをきちんとケアすれば次第に改善していくのですが、放置したままでいるとドライアイをひどくしてしまったり長びかせてしまうこともあるので注意してください。

コンタクトレンズも、長期の使用でドライアイを発症します。コンタクトレンズを使用する時もドライアイのケアは大事です。

第七章　涙目、白目のたるみ、おでこのシワを治す！

涙があふれてしまう「流涙」

「涙目」は年配の方に多い症状で、医学的には「流涙《りゅうるい》症」と呼ばれています。

涙は上まぶたの目尻よりにある「涙腺」で作られます。

そして、作られた涙は、瞬きで目の表面に運ばれます。次の瞬きで新しい涙が運ばれると同時に、古い涙は目頭の上下に一つずつある小さな「涙点《るいてん》」から排出されます。

涙点から排出された涙は、「涙小管《るいしょうかん》」という細い管を通って「涙嚢《るいのう》」という袋に溜まり、さらに「鼻涙管《びるいかん》」と呼ばれる管を通って鼻の奥に抜けて、やがて喉《のど》に流れていきます。

つまり、涙腺は涙の蛇口、二つの涙点が涙の排水口、ということができます。

涙は悲しい時や目にゴミが入った時だけ出るのではなく、自分では気づかなくても、いつも分泌されていて、目の表面を涙の膜が薄いカバーのように覆っています。

「目薬が苦い」

と感じた経験はありませんか？　それは目薬が排水口の涙点から鼻の奥へ流れ、喉に回ったからです。

ところが、年齢とともに涙の排出される管が細くなり、排水溝が詰まってきます。すると、涙が流れにくくなり、いつも溜まった状態になる。これが涙目です。

「目がショボショボする」
「涙でかすんで見える」
「目やにが溜まりやすい」

といった症状から、ひどくなると、涙でまぶたがただれたり、涙嚢が細菌感染して目頭から膿《うみ》が出たりすることもあります。

さて、こんな不快な涙目も、今はスッキリと治せます。

これまでは眼科へ行き、

「涙がいつも溜まっていて、目がショボショボするんです」

と訴えても、視力には関係ないので
「老化現象ですから、心配しなくて大丈夫ですよ」

などと放っておかれることが多かったものです。

けれども、本人にとってはとても不快で、不快だから治したくて眼科へ行くわけです。

それを老化現象だから放っておけと突き放されては、やるせなくなってしまいます。

「何件もの病院に行ったんですが、どこへ行っても治らないんです」

と言って、私のところへみえた七〇歳代の女性がいらっしゃいました。

でも、安心してください。最近では涙目の治療にも、良い治療具や技術がいろいろとあります。

涙目の原因は、大きく分けて二つあります。

ひとつは、白目の皮（結膜）がたるんで下のまぶたの上に溜まってしまい、涙の流れをせき止めてしまう「結膜弛緩」という状態。蛇口から排水口までの間に邪魔なものがあるので、あふれて外に流れてしまうのです。ひどくなった場合には、たるんだ結膜を切り取って、涙の流れを元に戻せば、涙目はスッキリ治ります。

もうひとつの原因は、排水口から鼻へと続く鼻涙管という管が細くなってしまう「鼻涙管狭窄《きょうさく》」と呼ばれる状態。涙が鼻に排水されないので溜まってしまい、目の外にあふれてしまいます。細くなっているかどうかは、「通水テスト」という鼻涙管に水を流す検査をするとすぐにわかります。狭くなっている場合には、鼻涙管に細いチューブを通して二カ月ほど待ちます。すると、チューブを抜いても管が広がった癖がついているので、涙はまた鼻の方に流れていきます。狭窄がひどくなり閉塞してしまった時には、鼻の骨に穴を空けて涙を逃がす道を作る手術がありますが、多くの場合チューブの治療で良くなります。

白目のたるみをとる手術で目の不調が改善！

涙目の原因としても紹介しましたが、白目の表面の結膜がたるむ病気があります。結膜がたるむと、様々な不快症状の原因となります。

白目は、白い強膜の上を透明でやわらかい結膜が覆っています。

この結膜が本来はぴったりと白目を覆っているのですが、結膜が伸びてしまってたるみが出てくると、瞬きのたびに結膜が動いたり、シワが寄ったりして、目がゴロゴロしたり、異物感を感じる、などの不快感が生じます。

なんとなく目の調子がおかしい、時々うっとうしく感じる、ゴミが入っているような感じがするなどの不快感の他、結膜が引っ張られるために出血をして目がひどい充血を起こすこともあります。

なぜ結膜が伸びてしまうのかはわかっていませんが、加齢の他、アレルギーで目をよくこすっている人にその傾向が多くみられます。

結膜が伸びてシワが寄ってしまうと、涙の層がくずれてドライアイを引き起こします。涙目になって、一見涙で潤っているようにみえるのですが、涙の膜が均一に張らないために乾いてしまう部分が出てきて、ドライアイになるのです。

このような場合は、いくら目薬をつけても治りません。余分な結膜を切り取ることで、すっきりと治ります。

「おでこのシワ」はまぶたの治療で治る！

上まぶたが伸びて垂れ下がり、眉が上がっておでこに深いシワが入るのが「眼瞼下垂《がんけんかすい》」の典型的な症状です。この症状が出ると、目が開きにくく、まぶたが重くなります。

上まぶたを上げ下げできる筋肉は、たった一つしかありません。それは上まぶたの中にある「上眼瞼挙筋《じょうがんけんきょきん》」という筋肉で、まぶたの形を保っている「瞼板《けんばん》」という組織に付いています。

上眼瞼挙筋を収縮することによって上まぶたが上がるのですが、何かの理由でこの筋肉の動きが瞼板に伝わらなくなると、まぶたの開きが悪くなります。これが眼瞼下垂です。

「目が細くなって眠そうに見える」
「おでこのシワが気になる」
といった見た目だけの問題ではなく、重いまぶたを引き上げてモノを見ようとするため、いつも上眼瞼挙筋を強く収縮させることになり、目の奥が痛んだり、肩凝りや頭痛も起こりやすくなります。

原因としては、先天的にまぶたの動きが悪いという人もいますが、多いのは加齢による皮膚やまぶたの筋肉と瞼板をつないでいる「腱」のたるみです。

また、ハードコンタクトレンズを三〇年以上使っていると、眼瞼下垂を起こすことがあります。


この眼瞼下垂は目の病気なので、手術には健康保険が適用されます。


目を閉じて、眉毛を手の指で抑えた状態で目を開けてみてください。

目が問題なく開けられれば、眼瞼下垂ではありません。

眉毛をロックした状態だと目が開かない、眉毛を吊り上げないと目が開かない人は、眼瞼下垂の可能性が大です。


眼瞼下垂の場合は、手術で治せます。

手術後は、目がパッチリと開くようになり、見た目にも若々しくなります。

また、眼瞼下垂を治すと、肩凝りや目の疲れがとれる人もいます。

私のクリニックの患者さんで、眼瞼下垂の手術をされた男性がいるのですが、手術後は目がパッチリと開き、おでこのシワもなくなりました。

手術前とは別人のようなイケメンになったので、彼には「ベッジン」というあだ名がつけられたそうです。

彼も、自分のおでこのシワが目の病気のせいだとは、まったく思っていませんでした。

おでこにシワのある人が、みんな眼瞼下垂だというわけではありませんが、目が開きにくくなった、おでこのシワが増えた、という人は眼瞼下垂の可能性があります。

中には、脳の病気や神経の病気が隠されていることがまれにあるので、自己判断をせず、眼科に行って検査するようにしてください。

第八章　緑内障は早期発見が運命の分かれ道

進歩した検査技術で確実な早期発見が可能に

網膜には、目から入ってきた情報を脳に伝える視神経があります。

「緑内障」は、視神経に障害が起こることによって神経線維が死滅してしまい、視野が狭くなったり、視野が欠けたり（部分的に見えなくなったり）する病気です。

緑内障は、日本で中途失明する目の病気の第一位です。

しかも、四〇歳以上の二〇人に一人が緑内障を発症しているというデータがあります。

これはとても大きな数字です。

一度死んでしまった視神経は、現在の医学では元に戻すことができません。白内障と緑内障、白と緑の違いだけですが、緑の方はとても怖い病気といえます。

しかし、今では視野検査をはじめ、いろいろな検査の技術が進み、緑内障は早い段階で見つけることが可能な時代になりました。

緑内障は、早期に発見できれば、目薬などで症状の進行を抑える治療ができます。

緑内障の早期発見のために必要な検査は、最低限以下の三つです。

① **眼圧検査**：眼圧の値を把握する検査。

② **眼底検査**：瞳孔を開いて、眼底（網膜や視神経の状態）を拡大鏡を使って丁寧に診る。網膜が薄くなっているところはないか、医師の目で確認する検査。

③ **視野検査**：視野で欠けているところがないかを確認する検査。

近年、さらに検査技術が進歩して、「ＯＣＴ」（光干渉断層計）という機械で、網膜の断面図や目の断面図、網膜の厚みなどを、画像で詳しく観察して診断することが可能になりました。

これは、目の各部分を光で切ってコンピュータで構築するシステムで、緑内障や黄斑変性症の診断に非常に有効です。

ＯＣＴは、日本のニコン、キャノンなどによる高い技術によって実現しました。光学系の検査機器に関しては、日本は世界のトップクラスの技術を誇っています。そのため、現在、日本の眼科検査はとても正確でハイレベルなものになっています。

なお、ＯＣＴは六〜七年前に登場した検査機器ですが、コンピュータの解像度がテレビよりも高精度で鮮明に映ります。この検査機器はさらに進化し続けていて、二〜三年前から網膜の一層目、二層目、三層目くらいまではっきり映るようになってきました。

以前は、緑内障の原因は眼圧が高くなることによるものと考えられていましたが、実際には眼圧は正常（10〜21mmHg）なのに視神経に障害が生じている「正常眼圧緑内障」が非常に多いことがわかってきました。特に日本では正常眼圧緑内障が八割といわれていて、圧倒的に多いのです。

ですから、眼圧検査だけでは緑内障は発見できません。健康診断で眼圧が正常だったから大丈夫とはいえないのです。

視野検査の機器で視野に欠けがないかどうかを調べ、さらに眼底にも変化がないかどうか調べなければ、正しい診断による早期発見はできません。

また、高眼圧は緑内障のリスクのひとつですが、眼圧が高くなりやすい目の構造がOCTでわかるため、これも事前に対処できるようになりました。

正常眼圧緑内障の原因はまだよくわかっていませんが、その場合も、眼圧を現在よりも下げることで、神経への負担を軽減して進行を抑える治療が可能です。

レーシックしている人も安心、より正確な眼圧測定が可能に

目は、例えれば水風船のようなものです。

柔らかいボールの中を、一定量の水が満たしています。

新しい水がつくられると、古い水は排出口から排出されて、常に一定に保たれています。

もし、排出口が目詰まりを起こしたり、排出がうまくできない状態になると、水の量が増えてしまいます。

すると、風船の内圧（眼圧）が高くなります。

眼圧の測定器は、エアパフ（圧縮した空気）を目の角膜の中央に吹きつけ、気流でへこ

んだ目が元の形に戻る、その戻り方で圧力を測ります。

ところが、角膜の厚さには個人差があります。生まれつき身長の低い人もいれば高い人もいるのと同じです。平均的な角膜の厚さは〇・五ミリですが、中には〇・六ミリくらいの人もいます。

角膜が薄いとへこみ方も戻り方も大きくなるので、従来の測定器では、「やわらかい目」と判断し、本当は眼圧が20mmHgあるのに、測定器では14mmHgと低く出たりしました。レーシックを受けた目も角膜が薄くなっているので、同様に眼圧が高くなっていても、低く測定されてしまうことがありました。

逆に角膜が厚い目の場合は、エアパフを当ててもへこみにくいので、目に何の異常もなくても22mmHgくらいの高い数値が出ることがありました。

こうした角膜の個人差を踏まえて、新機種の眼圧測定器は、眼圧を測る際に、同時に角膜の厚さも測定できるようになっています。角膜の厚さが自動的に補正されて、眼圧が計測されるわけです。

「眼圧が22で緑内障と診断されて、もう三年も近所の眼科に通っているんです。このままで大丈夫でしょうか」

と二〇歳代の男性が、悩んでやって来ました。

緑内障は加齢とともに増える病気ですが、早い人は二〇歳代で症状が現れることもあります。

さて、彼は三年間も緑内障の目薬を差しているのに、一向に眼圧が下がらないと言います。

結論からいうと、彼は緑内障ではありませんでした。眼圧が高くても緑内障にならない場合もあります。

緑内障の目薬は、眼圧を下げるためのもので、差し続けると副作用で目の周りが色素沈着して黒ずんだり、ドライアイになったりする場合があります。緑内障ではないのに、彼は三年間も緑内障の目薬を差し続けていたわけです。

緑内障の診断は、眼圧だけでは正しい診断はできません。

今は、ＯＣＴで網膜の神経繊維に異常を確認し、視野検査でも緑内障の典型的な視野の欠け方が認められたら、眼圧の数値に関係なく緑内障と診断され、治療の選択がなされます。

なお、一口に眼科といっても、それぞれ専門分野があります。加齢とともにかかる可能性の高い分野としては、

① 前眼部（角膜、水晶体など）の専門
② 後眼部（網膜、黄斑部、硝子体など）の専門
③ 緑内障の専門
④ 眼瞼・涙道の専門

などがあります。

もちろん、眼科専門医であれば、眼科全般を診ることができます。

しかし、より詳しい検査や専門的な治療が必要と判断されれば、

「これは、○○の専門の先生で診てもらった方がいいですね」

と、専門の医師を紹介してくれる医師は、正しい医師です。

どんな眼科医でも、ひと通りの目の病気は診ますが、やはり専門分野の治療は専門の医師の方が優れています。

私は視力に関する前眼部の専門医師です。私のクリニックでは、後眼部の病気は、別の専門医師が担当します。眼科にかかる時は、少なくとも前眼部、後眼部、緑内障の三つのうち、どの分野を専門にしている医師がいるのかくらいは知っておいた方がよいでしょう。

第九章｜失明しないために

糖尿病は失明への入り口！

医師に

「一番なりたくない病気は何ですか？」

と聞いたら、おそらく十中八九、

「糖尿病」

と答えると思います。

というのも、糖尿病は目や腎臓、神経に症状が現れ、次々に合併症が起こってくるやっかいで怖い病気だからです。

人工透析、失明、四肢切断、脳や心血管病。すべての病気の入り口が、糖尿病といってもいいくらいであり、俗に「万病の元」といわれています。

糖尿病は、血糖値が高くなる病気です。

詳しい解説はここでは省きますが、要するに、不要な糖が血管を巡って全身に運ばれ、そのために血管が傷むことによって引き起こされる病気です。

末端の毛細血管が特にダメージを受けやすく、血管がボロボロになって切れて出血したり、必要な酸素や栄養素が細胞に届けられなくなる。すると、その部分の細胞は死んでしまいます。

目の機能の中でフィルムの役割をしている網膜の細胞にも、たくさんの毛細血管がありますが、糖尿病になると、この血管が傷んできて出血を起こします。

これが、「糖尿病性網膜症」であり、糖尿病の慢性合併症の代表的なものです。

最初は眼底の網膜にポツポツと赤い点々が出てきます。これは出血です。この赤い点々は自分では見えませんが、眼科で目の奥を検査するとわかります。

会社の健康診断で血糖値が高かったことから、眼科に行くように指示されたSさんが、私のクリニックにみえました。

顕微鏡で目の中を診ると、やはり赤い点々が確認され、出血がありました。

「血糖値が高いんですね」

と言うと、

「ええ、そう言われているんですけどねえ（笑）」

どこか他人ごとのようです。失明への第一歩を踏み出している、という実感はまったくありません。

顕微鏡で撮った写真を見せて、

「ほら、ポチッ、ポチッと赤い点があるでしょう。出血してますよ。今のうちです。すぐ内科に行って、血糖値のコントロールをしてもらってください」

こうしたことは、よくあることです。Sさんだけではありません。今、この本を手にされているあなたも、その可能性は大です。

このような症状が現れた人に、私は口を酸っぱくして何度も言います。

「今、血糖値を下げておかないと、取り返しのつかないことになりますよ」

ところが、本人は特に自覚症状がなく、痛くもかゆくもないために、つい放置してしまう。そんな人が数多くいます。

糖尿病性網膜症は、少し前までは、中途失明の原因の第一位でした。内科と眼科が連携してこの予防と啓発に取り組んだことにより少し減って、現在は緑内障に次ぐ二位となりましたが、それでも視覚障害者の五、六人に一人は糖尿病による失明といわれています。年間では、およそ三〇〇〇人近くの人が糖尿病で失明するとも報告されています。

糖尿病は、典型的な生活習慣病です。

働き盛りで、バリバリ仕事ができて、これからどんどん昇進していくようなビジネスマンに、この怖い糖尿病性網膜症は多いのです。仕事上の付き合いでお酒を飲む機会も多く、医者の注意を受けても

「忙しくて、それどころじゃない。血糖値が多少高いのは最近、宴席が多いからだろう。少し食べるのを控えれば元に戻るはず」

などと一人決めして、自分を変えようとしません。

また、同僚も同じように血糖値が高く、みんなそうなんだ、少しくらい仕方ない、と放置してしまいます。

また、働いているうちはまだ体を動かしていますが、退職して暇になると家ですることもなく、本を読んだり散歩に出るくらいで、活動量が一気に減ります。その一方、食生活は急には変わりません。また、歳もとっていくので、一気に糖尿病が加速します。

そうこうするうちに、網膜でさらに大きな出血が起きると、

「あれ？　なんだか変だな」

と、ここではじめて眼科に駆け込むことになります。

しかし、このような状態になってしまってからあわてて血糖値を抑えても、もう病気の悪化を止めることはできません。

糖尿病性網膜症は、この段階にきてしまうと手の打ちようがなく、着実に失明に向かって進んでいきます。

前にも述べましたが、目の奥にある網膜は映画館でいえばスクリーン、目の前の部分にある角膜や水晶体などは映写機です。

映写機は治せます。けれども、スクリーンの網膜には脳につながる視神経が集まっていて、いわば脳の一部のようなもの。スクリーンにシミができたり、破けたりしたら、画像を映し出すことができなくなってしまいます。

網膜の周辺部分であれば、修復が可能な場合もありますが、網膜の中心部分の修復は不可能です。

再生医療の研究も進められていますが、現在のところ網膜の障害で失明してしまうと修復はできません。

なお、糖尿病とともに高血圧も目との関わりが大きく、「高血圧性網膜症」の原因となり、視力障害を引き起こすことがあります。

食生活の改善と適度な運動が何よりも大切

糖尿病や高血圧から目を守るためには、食生活の改善と運動しかありません。

全身の毛細血管のうち、脳と網膜の血管は、実は他の毛細血管より丈夫にできています。ですから、糖尿病や高血圧だとわかっても、そこで失望することはありません。

まずは食生活ですが、摂取カロリーとともに、糖質のコントロールの重要性が指摘されています。野菜などの食物繊維をしっかりとることと、白いご飯を胚芽米や雑穀、麦ごはんなどに変えて、精製された白い糖の摂取を控えるなど、食事を工夫します。

運動についていえば、まず歩くことです。

遠出の散歩のように、長く続けられそうな運動を趣味として始めるといいでしょう。

そしてもうひとつ、定期的な眼科検診を必ず受けるようにしてください。目の周辺部に出血が起きた時は、レーザーでその部分を固めて、出血がそれ以上広がらないように治療することができます。

加齢黄斑変性症で失明しないために

「加齢黄斑変性症」という病気をご存じでしょうか。

知らない方も多いと思いますが、アメリカでは、五〇歳以上の中途失明ではその原因のトップです。

日本でも四位で、近年では高齢化が進むとともに急増している病気です。

網膜（スクリーン）の中央部分は、見るための視細胞がたくさん集まっていて、視力に最も重要な部分です。

ここは、網膜の細胞を守るために黄色い色素が集まっていて、黄色っぽく見えることから、「黄斑」という名前がつけられています。

この部分に、むくみが生じたり、細胞が変性してくると、視力に障害が出てきます。

網膜の中央部分の障害なので視力に大きく影響し、「中心部分が見えない」ということになります。

これはどういうことかというと、新聞や本の文字が読めない。手に持ったケータイが見えない。孫が遊びに来ても、孫の顔が見えない。つまり、常に自分の視野の真ん中が欠けた状態になるのです。

これはとてつもないストレスとなるでしょう。

この病気も予防と早期発見が鍵となります。

病気を誘発するリスクとしては、加齢の他に、喫煙や光、肥満などが報告されています。

日本では、黄斑変性症は高齢者の男性に多く、これは高齢者の男性の喫煙率が高いことが影響していると考えられます。喫煙による酸化ストレスが目に蓄積すると、黄斑変性の原因となる炎症を引き起こすといわれています。

というわけで、黄斑変性症の予防や、発症してしまった人がその進行を遅らせるためには、禁煙が何よりも重要です。

サプリメントも予防の一手段に

糖尿病のところでも述べましたが、加齢黄斑変性症の対策も、まずは食事と運動。それにプラスして禁煙です。

なお、近年では光の害も指摘されるようになってきました。

UVカットのメガネで紫外線を防止するとともに、パソコンやスマートフォンから発せられるブルーライトにも注意をした方がよいでしょう。

ブルーライトに関しては、まだ明らかなデータはありませんが、マウスの実験では網膜への有害性が認められています。

転ばぬ先の杖、予防対策をしていて損はないでしょう。

サプリメントの摂取も、アメリカで行われた大規模な臨床試験で、有効性が認められました。

ビタミンA、C、Eに亜鉛と銅を組み合わせた抗酸化のためのサプリメントに、網膜にもたくさん存在しているルテインとゼアキサンチンを含むサプリメントを組み合わせると効果が高いとされています。

何か一つの栄養素だけを摂取するより、このようにいくつか組み合わさったものの方が、より抗酸化の力を高めるといわれています。

日常的な食生活では、これらのビタミンやミネラルを多く含むブロッコリーや緑黄色野菜をしっかり摂取することを心がけるようにしてください。

その上で、不足分をサプリメントで補えば、より効果的です。

私のクリニックでは、初期の加齢黄斑変性の所見がみられる患者さんに対して、食事や生活習慣に気をつけるとともに、サプリメント摂取も勧めています。

アメリカの臨床研究にもとづいて配合された、ボシュロム社のオキュバイト+ルテインなどは効率よく有効な成分を摂取できます。

さて、この加齢黄斑変性症の初期には、

① モノがゆがんで見える
② 視界の中心が暗くなる
③ 視界がぼやける
④ モノの見え方が不鮮明になる

といった症状が現れますが、片方の目から発症することも多いため、見え方の変化に気づかないことが多いものです。

時々、見え方に変化がないか、注意して片目ずつチェックしましょう。

眼科では、緑内障のところでも紹介しましたが、ＯＣＴという画像診断の検査機があり、これで網膜の状態を詳細に確認することができます。

加齢黄斑変性症の初期でも、ＯＣＴで検査することで視覚的により正確に診断できるようになっています。

なお、ＯＣＴで初期の変化が認められても、本人はまったく気づいていない場合がほとんどです。

どんな病気も症状が出てからでは遅いのです。

四〇歳を過ぎたら、定期的に眼科で検診を受けるのが何よりの失明予防対策です。

角膜移植もレーザー技術の進歩で日帰り手術に

失明を回避するための最終手段である角膜移植にも、新時代の技術が導入されるようになりました。

従来は、トレパンという器具で角膜を円形に打ち抜いて移植を行っていましたが、現在、私のクリニックでは、レーシックでフラップ作成時に使用するイントラレースレーザーで角膜を切開しています。

角膜はカメラにたとえれば、一番表面にあるレンズです。レンズは透明でないと光を通すことができません。もしも、それが濁ってしまったり、自己治癒ができないほど傷ついて他の治療法では治すことができない場合は、角膜移植が必要となります。

「移植」と聞くと、本当に成功するのか？ と考える人も多いようですが、角膜移植は歴史が古く、もはや眼科では特別な治療法ではなくなってきています。

現在、多くの患者さんが角膜移植で視力を取り戻し、社会復帰を果たしています。角膜が透明なのは、血管がないからなのです。そのため、拒絶反応が起きにくい。もちろん、ゼロというわけではないので、免疫反応を抑える点眼薬などは必要です。

角膜移植の対象として最も多いのは、「水泡性角膜症」です。これは、角膜内の水分の排出がうまくいかなくなって、角膜がむくんでしまう病気です。

その他、若い人で角膜移植が必要となる可能性がある病気として、「円錐角膜」という病気があります。これは、角膜が薄くなって突出し、強い乱視になる病気です。

最近、私のクリニックでも、円錐角膜の患者さんが増えています。

レーシックを希望する患者さんが、検査をしてみたら、円錐角膜だったということもよくあります。この場合、レーシック手術はできません。

円錐角膜は角膜が薄くなってしまう病気なので、レーシックでさらに角膜を削ると悪化してしまうので、きちんと診断することが重要です。

初期の場合はコンタクトレンズで矯正しますが、突出が進行してコンタクトレンズがのらなくなると、最終的には角膜移植になります。

なお、私のクリニックでは、角膜移植の前に、角膜内にリングを入れる治療や、紫外線をあてて角膜を固める治療なども行っています。

この治療により、角膜移植を避けられる可能性も高くなります。

現在、レーザーを使う新方式の角膜移植手術では、提供された角膜と移植を受ける人の角膜を、ぴったり同じ形にカットすることが可能であり、さらに切り口をジグザグにカットできるようにもなりました。

そのため、ボトルのキャップのようにピタッと組み合わさってしっかり接着できることから、少ない縫合で済むようになり、手術時間は大幅に短縮されました。

ともあれ、レーザーの技術を取り入れることによって、角膜移植手術も非常に進化した近代的な治療になっています。

しかし、問題は、提供される角膜の不足です。

アイバンクに登録されている人はたくさんいらっしゃるのですが、亡くなられた時に、その意志が反映されないことが多いようです。

そのため、私たちは治療が必要な患者さんには、アメリカのアイバンクから角膜の提供を受けて手術をしています。

また、移植後に裸眼視力を改善する方法として、レーシックを行う場合もあります。「角膜移植の後のレーシック」と聞いて驚く人も多いのですが、レーシックは他の治療と組み合わせて行うことが可能であり、また、その治療効果をよりよいものにするサポート的な役割も担っています。

たとえば、白内障手術の後に、裸眼視力やレンズの多焦点の効果をより高めるために、レーシックを行うこともよくあります。

現在の進化した様々な技術が、快適な視力の実現に向けて生かされる時代になっています。

あとがき

この本で述べてきた通り、現在は目の治療技術が飛躍的に進歩し、さらに日々進歩し続けています。

ひと昔前まで「治らない」とされてきた目の病気も文字通り「治る」ようになりました。さらに、単純に視力を回復させるだけでなく、「いかにキレイでクリアな見え方を提供できるか」が、眼科医にとって重要なテーマとなっています。

眼科医とひと口にいっても、網膜の専門医、緑内障の専門医など、いろいろな分野に分かれています。ちなみに、私の専門は角膜や水晶体などの視力に関わる治療です。

既に述べましたが、一九九七年、レーシックが世界の注目を集め出した頃、私は渡米してその手術を学び、そこで自分もレーシック手術を受けて強度の乱視を治しました。

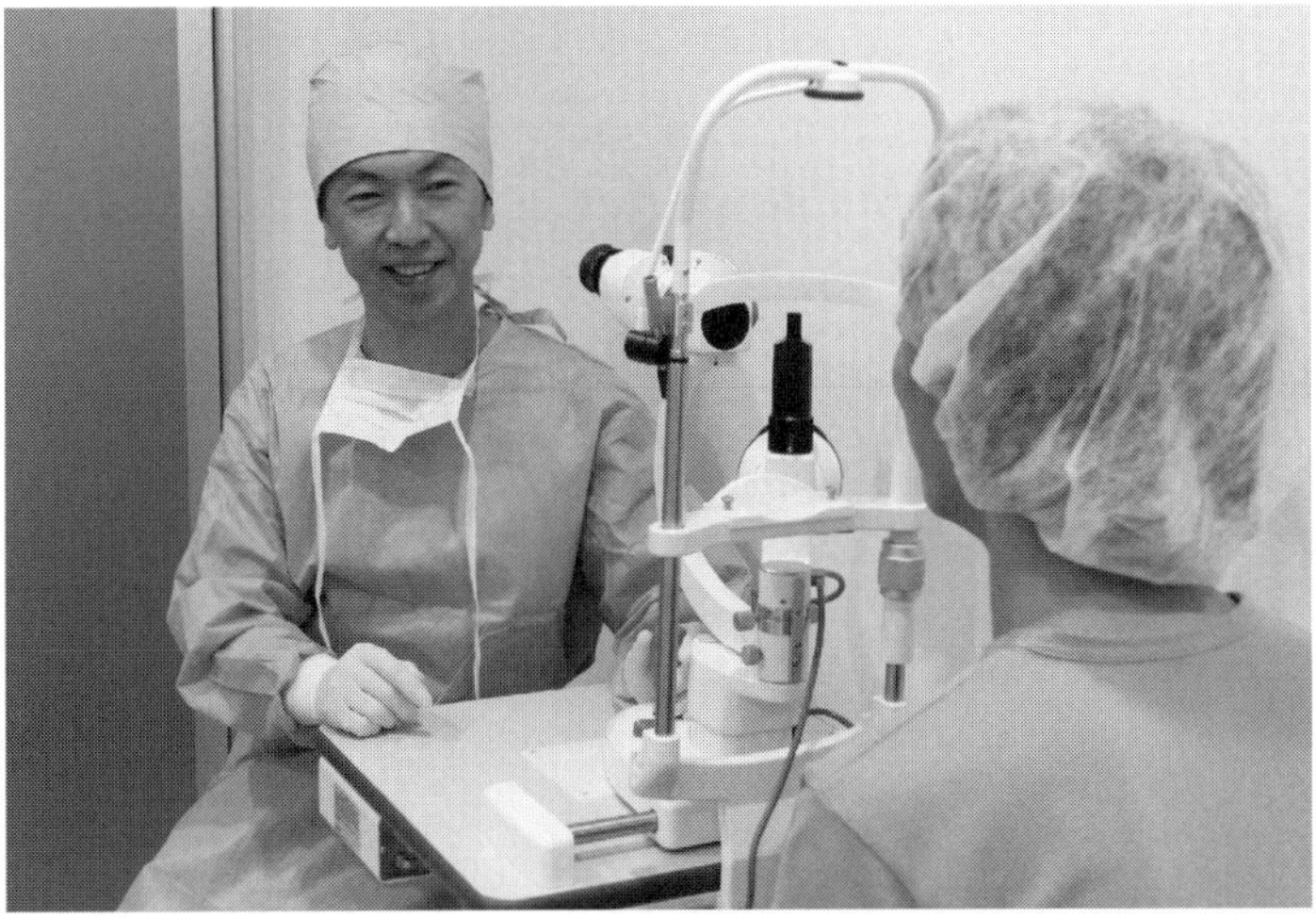

手術の翌日、私の目に飛び込んできたサンタモニカのまばゆい海岸線の景色は、一生忘れられません。それまで一度も目にしたことのない鮮やかな視界が、私の眼前に広がっていました。

その時、私は確信したのです、「自分の進むべき道は、これだ！」と。

「この感動を、一人でも多くの患者さんと分かち合いたい」

心の底からそう思い、翌年、横浜にアイクリニックを開業しました。

私は中学生の頃から乱視で、レーシックを受ける以前の視力は〇・一でした。

眼球は通常まん丸の球形ですが、乱視の眼球はラグビーボールのような歪んだ形をしています。私の場合は直乱視といって、一本の線がいつも二本に見えていました。

近視の人は、モノをよく見ようとする時に目を大きく見開きますが、乱視の場合は眉間にシワを寄せた、いわゆる「やぶにらみ」になります。無意識に、まぶたでラグビーボールのようにとんがった目玉を押さえて、少しでもまん丸に矯正して見ようとするからです。

乱視だった頃の私は、メガネを外すと人相のよくない顔をしていたと思います。

けれども、メガネをかけていた頃は、それで特に不自由も感じていませんでした。

「メガネをかければ見えるから、いい」

と思っていました。ところが、裸眼で見えた世界はまるで別世界でした。

メガネ越しに見ていたのは、狭いレンズの中だけの視界だった。ところが、裸眼では視野が全方位に広がり、どこを向いても上から下まで、端から端まで見渡せます。メガネを外して初めて知った世界でした。


眼科医という仕事柄、顕微鏡を覗く毎日ですが、メガネをかけていた頃は、よくメガネのレンズが顕微鏡にカチカチ当たっていました。当時は、それも特に不自由とは感じていませんでした。

しかし、メガネなしで生活するようになると、そのカチカチもなくなり、

「今まで、よく我慢してきたなあ」

と改めて感じました。

白内障手術をした患者さんが、視界全体が鮮やかに、はっきり見えるようになって
「もっと早く手術すればよかった」

と思うのといっしょです。裸眼でよく見える爽快さは、言葉で説明されてもなかなかわかりませんが、自分自身で体験すると誰もが感動するはずです。

裸眼で「見える」ということは、それほど人生にとって価値のあることなのです。

私が視力を改善する治療を生涯の仕事にしようと決めた理由は、もう一つあります。それは、器用な指を父から受け継いだからです。

眼科の手術はミリ単位、あるいは一ミリ以下の細部を顕微鏡で見ながら切り進めていく「指先が勝負」の仕事です。志があっても、不器用ではキレイな手術はできません。

私の父は木工職人で、昭和四〇～五〇年代に家庭のリビングの花形だったカラーテレビやステレオの外観を作っていました。

当時、音響関係の家電は外側が木製で、よい音を出すために木工部は一ミリの誤差もなく組み立てられ、高級テレビは宮大工の仕事のような精巧な観音扉ケースの中に納められていました。緻密な細工が多く、ひと月に一台しか作れない手間暇のかかるものもありました。

家にはいくつものカンナがあり、父の仕事はカンナの刃を砥石で研ぐところから始まりました。粗砥、中砥、仕上げ砥、と順にキメ細かく研いでいくのを子どもの頃から見て育ち、時には教わりながら父の横で研いでいました。そういう作業が好きでした。

カンナをかけた木材は、指でさわってみると、ツルツルで木の温もりがあります。

「わかるか？」

「うん」

父に聞かれて、生意気にうなずいていましたが、子ども心に父がどんな感触を求めているのかがわかったような気がしていました。


木工の家電が姿を消し始めたのは、それから一〇年ほどたった頃でしょうか。時代の流れで、最盛期だった父の仕事がだんだん減っていくのを感じながら、自分が大人になったら。時代に左右されないライセンスのある職業につかないといけないなと、まだ大人の社会のことなど何もわかっていない子どものくせに、そう思いながら自分の将来を見つめていました。


ところで、医師の他にもう一つ私が憧れていた職業があります。子どもの頃から車が好きで、エンジニアとしてF1チームのピットスタッフになるのも夢でした。

学校の成績は比較的良かったので、地元の進学校の男子高へ進みましたが、大学の医学部には合格できず、早稲田大学の理工学部に合格しました。

余談ですが、高校の同級生には、日本人で初の国際宇宙ステーションの船長になった宇宙飛行士の若田光一君がいます。

早稲田に籍を置きながらも、医師になるという目標を諦めきれず、予備校に通って、翌年、防衛医科大学校を受験しました。もし受験に落ちたら、早稲田に戻ってエンジニアを目指すつもりでしたが、何とか合格できたので、当初の目標通り医師になることができたというわけです。


防衛大学校は自衛隊の幹部候補生を養育する防衛省の機関なので、入学すると国家公務員となり、入学金、学費は無料。一般企業での給与に当たる学生手当が毎月支給され、期末手当も年に二回支給されます。

防衛医科大学校も防衛大学と同様、自衛隊の幹部医官を育てることを目的としているので、全寮制で医学を学びながら防衛学や国防論の授業も受けます。

学生は自衛官の見習いという身分ですから、自衛隊と同じようにテントを張って野営訓練もすれば、匍匐《ほふく》前進の訓練もします。訓練項目には、富士山の頂上までの登山、海で四キロ遠泳、冬の蔵王の頂上からふもとまでスキーで滑り降りるというような課題もあり、それらをすべてクリアしなければ進級できないのです。
一般の医大生とはかなり異なった学生生活でしたが、高校時代はテニス部で、あと一勝すればインターハイ出場というところで敗退したものの、体力には自信があり、どんな訓練もあまり苦にはなりませんでした。

防衛医大生は卒業すると、自衛隊の陸海空のいずれかに所属することになっています。私は航空自衛隊に所属し、地方の自衛隊病院にも勤務しました。その中で思い出深いのは、鹿児島県の下甑島《しもこしき》の部隊に派遣された時のことです。

甑島は住民が約三〇〇〇人の島で、丘の上に航空自衛隊のレーダーサイトがあり、自衛官とその家族も二〇〇人ほど住んでいました。私の職場は基地の健康管理室でしたが、自衛官はもともとみんな健康体ですから医者の出番はほとんどありません。それで、「基地には週に二日来ればよいから、あとは島の診療所を手伝いに行きなさい」と基地司令から命じられ、島の診療所を訪れたのです。

そこにいたのが、一人で島民すべての治療に当たっていた瀬戸上先生（後にベストセラーとなった漫画『ドクター・コトー』のモデル）でした。私は島に来た二人目の医者だったので、先生にとてもよくしてもらいました。

お産、骨折、モノもらい、風邪、胃がんと、診療所にはいろんな患者さんがやって来るので、赤ん坊も取り上げれば、胃の手術もします。本当に、ドラマに出てくるような医療現場でしたが、それが僻地の医療の現実でした。

次の派遣先が決まり、私が島を離れたのは、それから八カ月後のことでした。

昨年十一月に、瀬戸上先生が七十五歳で引退されたのをネットのニュースで知りました。ニュースの画面で、先生のお顔を三十数年ぶりに見ましたが、本当にご苦労さまでした。

ところで、医者には二種類あると思います。

一つは、自分の目の前の患者さんを治すのに命をかけている医者。

もう一つは、一〇〇万人を救える新しい治療法を探すのに命をかけている医者。

どちらも正しい医師の在り方だと思います。

さて、私はというと、自分の目の前の患者さんを治したい。患者さんと向き合う治療現場が好きなのです。ということで、目の黒いうちは臨床医であり続けたいと思います。

その後、東京へ戻り自衛隊中央病院に三年勤務していた私が自衛隊を辞めたのも、臨床医を続けられなくなる、という事情からでした。

「行政部門に行ってくれないか?」

と声をかけられたのです。行政職につき、医師として自衛隊に関する法案をつくる任務を命じられました。「はい」と答えれば、一挙に出世して勲章の星の数は増えますが、病院で患者さんの治療はできなくなります。私は、退職届けを出しました。

阪神淡路大震災では、自衛隊の医師として被災地への後方支援を行ない、地下鉄サリン事件でも、被害に遭われた方々が次々と病院へ担ぎ込まれてくる、まさに現場のただ中にいました。苦しんでいる被害者の方々は、瞳孔が鉛筆の芯の先ほどに小さくなり、

「暗い、暗い」

と訴えていました。その声は、今も耳に残っています。症状や血液検査から

「これはサリンか、ブタン、ソマンのいずれかだ」

毒物を絞り込んだのは、私たち自衛隊の医師でした。

その後、視力回復に関わる私の本格的な活動が始まり、現在に至っていますが、生と死が隣り合う現場で医療に携わってきたことは、眼科医としても貴重な経験でした。

「目は命の次に大事なもの」

私は、本気でそう思っています。


たとえ寝たきりになったとしても、目が見えたらテレビは見られるし、本も読めます。けれども、もしも目がまったく見えなくなってしまったら……。

人間は外界の情報の八割以上を、目から受け取っています。寿命がつきるまで不自由なく暮らすためには、しっかり見える自分の目をいつまでも持ち続けなくてはなりません。

平均寿命が延び、ますます高齢化が進んでいく中で、足腰が丈夫でいることも大切ですが、それ以上に大切なのは目です。

どうかご自分の目を、しっかり守ってください。


私も老眼世代となり、そろそろ多焦点眼内レンズを入れてもいいかなと考えています。

最近、知り合いの眼科医に、

「誰か私の手術をしてくれないかな。レンズも自分で選ぶから」

と頼んでみたところ、

「いやぁ、先生の目の手術は、ちょっと……」

みんな逃げ腰で、誰も引き受けてくれません。

「絶対に文句は言わないから」

と言っているのですが、まだ手術をしてくれる医師は見つかっていません。

私は今、多焦点眼内レンズを入れてスタートする第二の人生を楽しみにしているところなのです。

荒井宏幸（あらい・ひろゆき）

医学博士・眼科専門医。1990年防衛医科大学校卒業。同大学付属病院眼科、自衛隊中央病院眼科、国家公務員共済組合三宿病院眼科等を経て1998年、クイーンズアイクリニック開設。1998年南青山アイクリニック横浜（現みなとみらいアイクリニック）主任執刀医。2010年医療法人社団ライト理事長。防衛医科大学校非常勤講師。

クイーンズアイクリニック
〒220-6204 横浜市西区みなとみらい2-3-5 クイーンズタワーC 4F
TEL 045-682-4455（休診日：土・日・祝日）

みなとみらいアイクリニック
〒220-6208　横浜市西区みなとみらい2-3-5 クイーンズタワーC 8F
TEL 045-682-4411（休診日：火・日・祝日）

目は治ります。
——名医が教える驚きの最新治療

2016年2月18日　初版第1刷発行
2016年3月2日　初版第2刷発行
2016年3月22日　初版第3刷発行

著者　**荒井宏幸**
編集協力　**株式会社メディプロデュース**
発行人　**長廻健太郎**
発行所　**バジリコ株式会社**
〒130-0022
東京都墨田区江東橋3-1-3
電話　03-5625-4420
ファクス　03-5625-4427
http://www.basilico.co.jp

印刷・製本　**モリモト印刷**

ISBN978-4-86238-228-3